Hayykitap - 273
Hayat Güzeldir - 41

Beden Aklıyla Zayıfla
Dr. Fevzi Özgönül

Editör: Nihal Doğan
Düzelti: Belgin Sunal
Kapak Tasarımı: Mükremin Seçim
Sayfa Tasarımı: Turgut Kasay

ISBN: 978-605-5181-80-2
1. Baskı: İstanbul, Kasım 2014
12. Baskı: İstanbul, Temmuz 2018

Baskı: Pasifik Ofset
Cihangir Mah. Güvercin Cad. No: 3/1
Baha İş Merkezi A Blok Kat: 2
34310 Haramidere - İstanbul
Tel: 0212 412 17 77
Sertifika No: 12027

Hayykitap
Zeytinoğlu Cad. Şehit Erdoğan İban Sk.
No: 36 Akatlar, Beşiktaş 34335 İstanbul
Tel: 0212 352 00 50 Faks: 0212 352 00 51
info@hayykitap.com
www.hayykitap.com
facebook.com/hayykitap
twitter.com/hayykitap
Sertifika No: 12408

Beden Aklıyla Zayıfla

Dr. Fevzi Özgönül

Dr. Fevzi Özgönül

1962 yılında İzmir'de doğdu. İlköğrenimini Müdafaa-i Hukuk İlkokulu, orta ve lise öğrenimini İzmir Özel Türk Koleji'nde yaptı.

1979 yılında Akdeniz Üniversitesi Antalya Tıp Fakültesi'nde tıp eğitimine başladı. 1985 yılında ailesinin 37. beyaz önlüklü bireyi olarak mezun oldu.

1985-1987 yılları arasında Mersin Devlet Hastanesi Acil Servisi'nde mecburi hizmetini tamamladı.1987-1989 yılları arasında Kıbrıs Magosa'da askerliğini tabip asteğmen olarak yaptı.

1989- 2005 yılları arasında İzmir'in Çeşme ilçesinde aile hekimliği yaptı. Aynı zamanda 1995 yılından itibaren Çeşme Altın Yunus Turistik Tesisleri sağlıklı yaşam ve zayıflama biriminde sorumlu hekim olarak görev aldı, 2002 yılından itibaren de Dokuz Eylül Üniversitesi Tıp Fakültesi öğretim üyeliğinden emekli olan babası Prof. Dr. Hamit Özgönül (fizyoloji ve spor hekimliği uzmanı) ile birlikte obezite araştırmalarına başladı. Çalışmalarına, teyzesi Prof. Dr. Nevbahar Taneli ve eniştesi Prof. Dr. Baha Taneli de beslenme ve gastroenteroloji dalında destek oldular.

2004 yılında Sağlık Bakanlığı'ndan 'medikal estetik' uygulamalar sertifikası aldı.

Aynı yıllarda 115 kilo olan bedenini, babası ile yürüttüğü çalışmalar ışığında bir yılda 40 kilo vererek 75 kiloya indirdi.

2004 yılında başladığı 'karboksipunktur' çalışmalarını devam ettirmek için İstanbul'un Ulus semtinde 'Dr. Dream' adında bir estetik ve güzellik merkezi açtı.

2008 yılında karboksipunktur uygulamasını Tübitak'tan aldığı maddi destek ile dünya literatüründe araştırmasını yaptırtarak, ilk kez yapılan bir uygulama olduğu sonucunu elde etti.

2008 yılından itibaren 'Dr. Fevzi Özgönül Muayenehanesi' adı altında Beden Aklıyla Zayıflama Modeli'ni kurdu. Bugüne kadar 10.000'in üzerinde hastanın tedavisini gerçekleştirerek, büyük bir bölümünde başarı sağladı.

Teşekkür

Bana ve yetiştirdiği tüm öğrencilerine, iyi bir doktor olmanın, önce çok iyi bir insan olmaktan geçtiğini öğreten, 2010 yılında kaybettiğimiz sevgili babam Prof. Dr. Hamit Özgönül'e,

Tüm hayatı boyunca hep başkalarına, yani bizlere bakan ve hepimiz doktor olduğumuz halde, onun kendisine bakmadığını anlayamadığımız, "Yemedim yedirdim, giymedim giydirdim, saçımı süpürge ettim"in en tipik uygulayıcısı, babamdan hemen önce hakkın rahmetine kavuşan, hepimizin "Nilüfer Annesi" sevgili anneme,

Zor günlerimde hep yanımda olan bana desteğini hiç esirgemeyen, çalışırken bazen sabahladığımız bazen klinikte uyukladığımız sevgili eşim Ebru Özgönül'e, bana doğduğu günden itibaren hep şans getiren, iyi ki doktor olmak yerine bilgisayar mühendisi olup bana tedaviyi yaparken kullandığım bilgisayar programını oluşturmada bilgileri ile destek olan sevgili oğlum John Ozan Özgönül'e,

Bana bu 10 yıl boyunca 24 saat bilgi ve deneyimlerini aktaran teyzem Sayın Prof. Dr. Nevbahar Taneli ve eniştem Sayın Prof. Dr. Baha Taneli'ye, sevgili ablalarım Dr. Figen Baydan, Prof. Dr. Özden Anal'a,

2004 yılından beri "Zayıflama tedavilerinin olmazsa olmazı, kalori hesaplarını bir tarafa bırakın, iştahınız varsa vücudunuzun sizden bir isteği vardır bunu engellemeyin, doyana kadar yiyin ama seçtiğiniz yemekler besleyici olsun. Ancak o zaman ideal bedeninize dönebilirsiniz..." dediğimde bana inanan, benim önerdiğim gibi sağlıklı şekilde beslenen ve ideal bedene dönme konusunda benimle bu yolda yürüyen, başardıkça bana cesaret veren, hissettiklerini benimle paylaşan, tedavileri boyunca kavga dövüş onları yemek yemeye ve doymaya ikna ettiğim sevgili hastalarıma çok teşekkür ederim...

İyi ki varsınız.

İçindekiler

Önsöz

Doktorluk çok sevdiğim, yapmaktan büyük zevk ve mutluluk duyduğum bir iş. Aynı zamanda da güzel bir hobidir benim için. Her gün, "İyi ki babam bir doktormuş ve ben de iyi ki doktor olmuşum" dedirten bir meslek. Bin kere dünyaya gelsem, bininde de doktor olmak isterim.

Babam Prof. Dr. Hamit Özgönül her zaman, "Tıpta nedenini bilirsen çözümü kolaydır," derdi.

Oysa yıllardır basit bir şişmanlığın çözümü bulunamadı.

Obezite aslında, üzerinde en çok çalışılan ve araştırılan hastalıkların başında geliyor. Eğer çözümünü hâlâ bulamadıysak, o zaman biz aslında şişmanlığın nedenini çözemedik demektir.

Bazen problemleri çözerken, bakış açımızın da çözüm üzerinde çok fazla etkisi vardır. Bakış açımızı değiştirdiğimiz anda, problemler de bir bir çözülmeye başlar. Adeta önümüzde ayrı, aydınlık bir pencere açılır ve biz o pencereden bakarken, her şeyi çok daha açık ve net görmeye başlarız.

Düşünsenize, obezite tedavilerinde en büyük belaymış gibi görülen iştah, ya bizim ilkel bedenimizin ideal bedene dönme isteğiyse... Aşırı iştahlı olmamızın nedeni, doğru yiyecekleri yemediğimiz içinse veya yediklerimizin içindeki vücudun ihtiyacı olan bölümü sindiremediğimiz içinse...

Ya biz doğru gıdaları doyana kadar yediğimizde zaten acıkmıyorsak... Ya bizim içimizde zaten doğal bir beslenme uzmanı varsa ve bu beslenme uzmanı bizim iştahımızı yönetiyorsa... Ya çok yediğimiz için değil de sindiremediğimiz için, ihtiyacımız olan gıdaları sindirim yolu ile alamadığımız için şişmanlıyorsak...

Ya aslında kızartma, tatlı, hamur işi bizi şişmanlatmıyorsa...

Ya bedenimiz haklıysa, kendi aklınca bizi yönlendirmesi doğruysa... Mantığımız kabul etmediği halde daha değerli besinler yiyerek ideal bedene dönmek mümkünse... Zaten ideal bedene döndüğümüzde, ideal olan kilomuza da kavuşuyorsak... Bedenimizin aklına uyduğumuzda bunu başarabiliyorsak...

Bu kitapta tüm bu konuların cevabını sizlerle paylaşıyorum. Bu kitap, yaklaşık 12 yılda binlerce hastayı tedavi ederken bir doktor olarak edindiğim tecrübelerimin sonucudur. Kilo problemi yaşamış ve bir türlü bu problemden kurtulamamış 10.000'den fazla hasta tedavi ettim. Yaklaşık 150.000'i geçen hasta görüşmesi yaptım. Bu görüşmelerde edindiğim bilgileri ve bu bilgiler ışığında kendi görüşlerimi, doktor olmamın bana verdiği sorumlulukla sizlere medikal dilde değil, konuşma dilinde, anlayacağınız şekilde anlattım.

Amacım, diyetlerin ve zayıflama ilaçlarının insanlara daha fazla zarar vermesini engellemektir.

İştahı azaltmanın ve ekstra kilolardan kurtulmanın en iyi yolunun, doyana kadar besleyici gıdaları yemek ve vücudu güçlendirmek olduğu düşüncesi ile yazdığım görüşlerimin bazıları, daha önceden başka meslektaşlarım tarafından düşünülmüş veya kaleme alınmış olabilir. Şüphesiz ki onların da hakkını vermek isterim.

Bu kitabı, en iyi anlatım dilinin hastalarımız ile yaptığımız iletişim dili olduğuna inandığım için, yıllar içinde geliştirdiğim, kilo problemi yaşayan kişiler ile kurduğum iletişim diline sadık kalarak yazdım. Çünkü önemli olan, problemi yaşayanların konuyu iyi anlayabilmesidir.

Bu süre içinde fark ettiğim en önemli şey ise, kilolu insanlara o kadar büyük bir baskı kurmuşuz ki onlar için yemek yemek utanılacak bir şey olmuş. Yemedikleri her lokmadan kâr ettiklerini zannetmeye başlamışlar. Kilo fazlası olan birisini yemek yemeye ikna etmek, hele yüksek kullanılabilirlik gücü olan ve besleyici değeri yüksek gıdalar ile beslenmesini sağlamak, deveye hendek atlatmaktan bile zor olmaya başlamış. Eminim başarılı tüm hastalarım bunun ne anlama geldiğini artık çok iyi biliyorlar.

Diyorum ki, artık diyet yapmayın, uzun dönemde size zarar verebilecek ilaçları kullanmayın, kaliteli ve düzenli beslenin, acıkınca doyana kadar yiyin, siz ince ve sağlıklı olun, bırakın dünya yuvarlak kalsın.

Dr. Fevzi Özgönül

Birinci Bölüm

BEDENİN DE BİR AKLI VAR!

Beden aklı nedir?

Bir canlının yaşamını ve neslini en mükemmel şekilde sürdürebilmesi için her hücresinden kaynaklanarak vücut bütününe yansıyan, genetik koduna göre verdiği tepki ve davranışlar beden aklı olarak tanımlanır.

Beden aklı doğuştan vardır; sonradan edinilemez. Ancak yaşamımızı, özellikle beslenmemizi bu aklın bizi yönlendirmesine izin vererek düzenlememiz, sağlıklı bir bedende yaşamamızı sağlar.

Düşünün, doğada ne kadar çok ve çeşitli canlı var ve tüm bu canlıların hayatta kalması ve soyunu devam ettirebilmesi gerekiyor. Bunu hangi güç sağlıyor zannediyorsunuz?

Bedenin bir aklı olmasaydı ve yaşadığı canlıyı yönlendirmeseydi bu kadar kolay hayatta kalabilir miydi?

Bebekler, çevresi ile ağlayarak iletişim kurar ve ağlamaları sayesinde istekleri yerine getirilir. Mesela acıkınca, altlarını ıslatınca, canları sıkılınca, susadıklarında ağlarlar. Bir yerleri acıdığında veya hastalandıklarında da ağlarlar. Kısaca, bir bebeğin ağlamasının ardında birçok neden olabilir ve bebekler ağlayarak çevredekilere tüm isteklerini yaptırırlar.

Bedenimiz de bizimle iletişim kurmak için açlık hissini kullanır. Açlık hissinin altında birçok neden olabilir. Mesela acıkmak enerji ihtiyacından olabilir. Bu enerji karbonhidrat isteği olabilir. Fakat vücudun proteine ihtiyacı varsa, bu protein isteği de olabilir, bunun yanında yağ, vitamin mineral isteklerinde de acıkırız. Su isteği olunca susamak da acıkmaktır. Ayrıca hareketsiz olduğumuzda da acıkırız. Bu acıkma hareket açlığıdır. Soyu devam ettirmek için cinsel açlık da vardır.

Doğada beden aklı çok kolay işler. Canlı, duyu organlarını kullanıp beden aklının emirlerine uyarak çok kolaylıkla hayatını devam ettirir. Koklayarak, tadarak veya görerek bedeni için gerekli uygun yiyecekleri bulup, karnını doyurup hayatını sürdürür. Hatta bu yiyecek çok tehlikeli bir bölgede bile olsa, açlık hissi, yani beden aklının yönlendirmesi o kadar kuvvetlidir ki, hayatını tehlikeye atıp o yiyeceğe ulaşmaya çalışır.

Bu aklın üzerini nasıl örttük?

Beden aklı zaman zaman insanın akıl ve mantığı ile engellenebilmektedir.

İnsanları diğer canlılardan ayıran özellik de zaten budur. İnsan, beden aklının yanında kendi aklını ve mantığını da kullanmaya çalışır. İşte çoğu zaman bizim yanılmamıza neden olan da budur. Mesela bir aslan, insanoğlu gibi akıl ve mantığını kullanmaya çalışsaydı, ceylan peşinde koşmak yerine onun yediği besinleri ben yesem ne olurdu diye düşünebilirdi. Ceylan avlamak yerine çok daha kolay ulaşabileceği otları yerdi ama aslanın sindirim sistemi otlardan gelecek proteini sindiremediği için gittikçe güçsüz düşer ve hayatını devam ettiremeyebilirdi. Üstelik doğal hayatın besin zincirine aykırı hareket ettiği için doğanın dengesi de bozulabilirdi.

Aynı şekilde, bir ceylan, aslanların avlanmak için beklediği otluk alana gitmekten korkarak daha tehlikesiz bölgelerden yiyecek aramaya kalksaydı, yine yeterince beslenemediği için güçsüz düşer ve hayatını devam ettiremeyebilirdi.

İnsanoğlunun beden aklı yanında kendi akıl ve mantığını da kullanması, birçok sorunu beraberinde getirmiştir. Mesela beden aklından kaynaklanan hareket açlığını yanlış anlayabiliriz. Masadaki mevcut tüm hazır yiyecekleri bitirdikten sonra masadan kalkıp hareket ettiğimiz anda açlığın bitmesi aslında bunun basit bir hareket isteği olduğunu gösterir. Eminim çoğunuzun başına gelmiştir. Otelde açık büfeden aldıklarımız bittikten sonra kalkıp yeni bir şeyler almaya gittiğimizde birden açlık hissimiz sonlanır. Aslında masadan kalkıp yürümemiz sonucu doyurulmuş olan, hareket açlığıdır.

Aynı şekilde, protein açlığını yanlış anlayıp bazen abur cubura yönlenebiliriz. Çok tok olduğumuz halde gece yarısı buzdolabını açıp bir şeyler ararız. Ne bulursak yeriz ama açlığımız bir türlü sonlanmaz. Hatta evde beslediğimiz hayvanların beden akıllarını bile karıştırabiliriz. Çeşitli kokular eklenerek hazırlanan kedi ve köpek mamaları onların beden akıllarını karıştırıp obez olmalarına yol açabilir. Ta ki bizden kaçıp sadece kendi beden akıllarını kullanarak doğal ortamda beslenene kadar! Bize geri geldiklerinde çok fit bir vücuda sahip olmuşlardır.

Beden aklının düzgün çalışması için yapmamız gerekenler...

1. Sabah uyanınca güne güzel bir kahvaltıyla başlamak.
2. Yerken önceliği zevke değil bedenimizin ihtiyaçlarına vermek.

3. Yediklerimizi sindirebilmek için hareket etmek.
4. Fabrikalarda hazırlanan yiyecekleri değil, doğal halleri ile hazırladığımız yiyecekleri tüketip sindirim sistemimizi hep diri ve çalışır vaziyette tutmak.
5. Beden aklının haklı olduğu durumları düşünerek davranışlarımızı ona göre düzeltmek.
6. Hareketsizliğin de vücut fonksiyonları tam çalışamadığı için yorgunluk yapabileceğini düşünmek. Çok hareketsiz kaldığımız günlerde onun harekete ihtiyacı olduğunu bilerek biraz yürüyüş yapmak.
7. İştahın bir sağlık belirtisi olduğunu bilerek iştahtan korkmak yerine tam doyana kadar yiyerek onun kapanmasını sağlamak.
8. Tekrar acıkana kadar bir şeyler yememek.
9. Gece rahat uyuyabilmek için sindirim sistemini yoracak yiyeceklerden uzak durmak.
10. Uyumak için yeterince vakit ayırmak.

Bize kilo aldıran, fazladan yediklerimiz değil, atladığımız, yemediğimiz öğünler ve yediklerimiz içerisinde sindiremediğimiz bölümlerdir. Şişmanlıkta asıl mesele sindirememektir! Çünkü beden aklının merkezi, sindirim sistemidir! Merkezde işler düzgün yürürse tüm bedende işler düzgün yürür ve yaşam sağlıklı olur. Tersi bir durumda ise, bedende tüm işler karışır ve sağlık sorunları ortaya çıkar.

Bu kitap beden aklının düzgün işlemesi için yapmamız gerekenleri anlatıyor. Beden aklı işlediğinde artık diyete girmek gibi bir zulüm olmayacak!

Obeziteye bakış açımız ne olmalı?

Kilo problemi, şimdiye kadar hep tek bir düzlem üzerinde çözülmeye çalışıldı. Kilolu insanların daha fazla yemek yemeye eğilimli olduğu görüldü ve "daha fazla yemek yiyen insanlarda bu fazla yedikleri kısım, şişmanlığa neden oluyor" diye bir açıklama getirildi.

Bu perspektiften bakınca da "fazla alınan kalori şişmanlatır, daha az kalorili gıdalar nihayetinde zayıflatır" açıklaması çok mantıklı gelebilir. İşte ben tam olarak da bu açıklamaya "dünya düzdür" mantığı diyorum. Eski çağlarda da dünyanın tepsi gibi düz olduğuna inanılır ve çok ileri gidilecek olunursa, bu düzlemin sonuna gelinip aşağı düşülebileceğinden korkulurdu. Tıpkı şu anda kilolu insanların kalorili yiyeceklerden korkması gibi, eski çağlarda da insanlar, dünya üzerinde ileri gitmekten korkuyorlardı.

Aslında dünya üzerinde hep batıya ilerlediğinizde, dönüp dolaşıp tekrar başladığınız noktaya geri döneriz. Şişmanlıkta da ancak daha kaliteli ve doyana kadar yersek, ideal olan bedeninize geri döneriz. Bu nedenle, besleyici özelliği olan dengeli besinlerden ve bu besinlerden alacağımız kaloriden korkmamalıyız.

Yuvarlak dünyamızda pusulamız iştah, bize gösterdiği yön ise ideal bedendir

Bu bölümü daha iyi anlayabilmek için, öncelikle vücudumuzun yapısını ve bu yapının nasıl oluştuğunu gözden geçirmeliyiz.

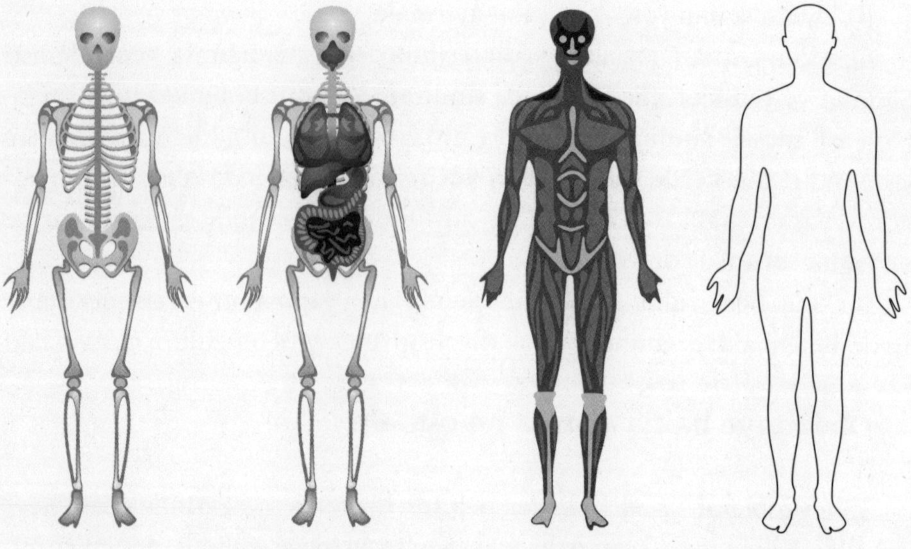

İSKELET

İSKELET İÇİNDE ORGANLAR

İSKELET VE ORGANLARI ÇEVRELEYEN KAS DOKUSU

VÜCUDU ŞEKİLLENDİREN BAĞ DOKUSU

İkinci Bölüm

BEDENİN OLUŞUMU, BEDEN AKLININ İŞLEYİŞİ

Nasıl var oluyoruz, nasıl büyüyoruz?

Şimdi en başa dönelim ve dünyaya gelmek için nasıl hazırlandığımızı hatırlayalım.

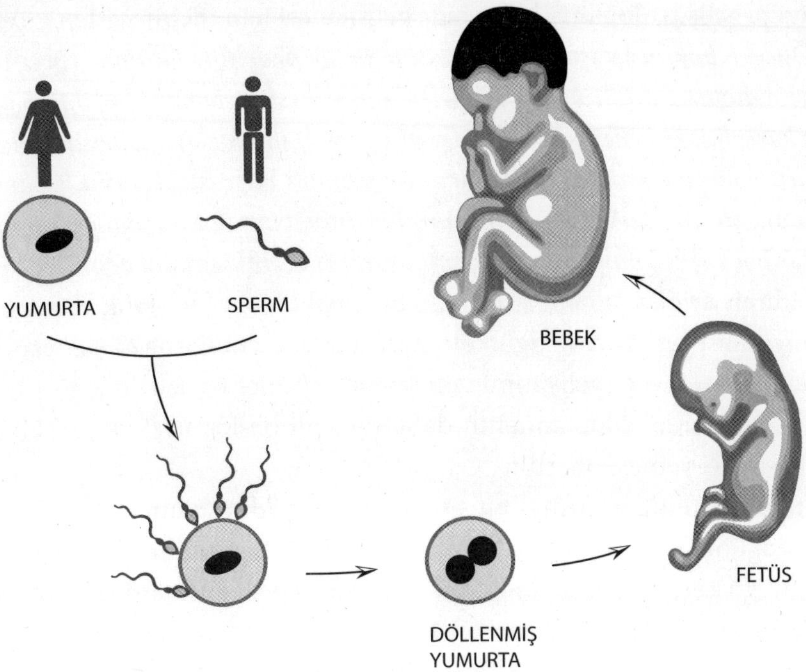

İnsanoğlu ve benzer tüm canlılar, ilk olarak iki hücrenin (yumurta ve sperm) birleşmesi ile meydana gelir. Bu yeni canlının kendine has bir DNA zinciri vardır. Tüm canlılar, kendi DNA zincirlerinde yazılı programa göre büyürler ve gelişirler. Hücre sayısı arttıkça, belirli bir şekil ortaya çıkar. Bu büyümeyi ve şekillenmeyi belirleyen, DNA zincirindeki yazılı koddur. Gebelik döneminde annenin vücudunda üretilen hormonlar da bu büyüme ve gelişmede rol oynarlar. Annenin kanında bulunan aminoasitler, yağlar, vitaminler, mineraller ve eser elementler de büyümeyi sağlayan ana yapı malzemeleridir. Bu malzemeler, göbek kordonu yolu ile anneden bebeğe geçer.

Bebek, ihtiyacı olan tüm malzemeyi anneden temin eder ve rahatlıkla büyümesini sürdürür. Bu dönemde anne vücudu da beslenmek için gerekeni yaparak (aşerme veya iştahının açılması gibi) annenin ihtiyacı olan besinlere yönelmesini sağlamaya çalışır. Anne, hiç sevmediği muz veya çilek gibi meyveleri istemeye başlıyorsa bunun nedeni, bu meyvelerin içerisinde olan vitamin veya minerallere ihtiyaç duymasındandır. Benzer şekilde, hiç sevmediği halde turşu yiyen veya turşu suyu isteyen anneler de vardır. Annenin tüm bu istekleri yerine getirdiğinde, bebeğin sağlıklı bir şekilde büyüyüp, gelişip, doğuma hazır hale gelmemesi için hiçbir neden yoktur.

(Önceki bölümde iştahın, vücudun ideal bedenine dönme çabasından dolayı olduğuna değinmiştik. Annelerin aşermesi de benzer bir ihtiyaç olan, anne karnındaki bebeğin, büyümek için gerekli ihtiyaçları nedeniyle olabilir. Üçüncü bölümde sizlere şişmanların da aslında bazı isteklerinin, tıpkı iştah ya da annelerin aşermesi gibi masum bir ihtiyaçtan dolayı olduğunu, bu tür isteklerden korkulmaması gerektiğini ayrıntılı olarak anlatacağım.)

Nadiren de olsa annede aşırı olan bir eksiklik veya hastalık varsa, bebeğin büyümesi yeterince düzgün olmaz. Bu gibi durumlarda düşük yapılması, erken doğum veya gelişimini tam tamamlayamamış bebekler görülebilir. Bu nedenle hamilelikte annenin daha düzenli beslenmesi ve gerekli olan tüm besinleri yemesi önerilir.

Anne karnında geçirdiği bu süreçte bebek, adım adım sistemli bir şekilde doğuma hazırlanır. Her canlıda bebeğin doğuma hazır olma süresi farklılık gösterir. İnsanoğlunda bu süre normal doğumlarda, 37-40 hafta arasında olur. Bazen bu süre, 41-42 haftaya kadar uzayabilir. Bazı erken doğumlar ise daha kısa sürebilir, 24-36 hafta gibi. Fakat bunlar normal süreç değildir ve doğum sonrasında bebeğin büyüme ve sağlıklı gelişmesinde problemler yaşanabilir.

Hiçbir ilaç bu sağlıklı oluşum süresini kısaltamaz, çünkü bu süre sağlıklı bir doğum için ve ileride de bebeğin sağlıklı gelişmesi için önemlidir ve zorunludur. Benzer zamanlamalar bebeğin doğumdan sonra da büyüme ve gelişme süreçlerinde karşımıza çıkmaktadır.

İki hücre ile başlayan canlının büyüme süreci, sağlam bir yapı oluşturulabilmesi için, tıpkı bir inşaata benzer süreçleri kapsamalıdır. Bu nedenle, doğuma kadar ve doğumdan sonrasını kapsayan süreci bir inşaat gibi düşünelim. Vücudun iskeleti, çevresinde oluşan kas ve destek yağ dokusu içerisinde oluşmaya başlayan organlar ve bu organları destekleyen destek dokuları, iletişimi sağlayan kan dolaşımı, lenf dolaşımı, sinir sistemi ağı, sindirim sistemi ve boşaltım sistemi, en sonunda tüm bu yapıları çevreleyen ve ona şeklini veren bağ dokusu ve en dışta koruyucu tabaka derisi, aslında günümüzdeki bir binanın yapısına ne kadar da benziyor. Vücudumuz da aynı bir binanın yapım aşamalarında olduğu gibi, yavaş yavaş şekillenir ve son halini alır.

Doğum gerçekleşene kadar bebek, bu yapısını oluşturabilmek için gerekli olan tüm ihtiyaçlarını, göbek kordonu sayesinde, anneden kan yolu ile alır ve hiç zorluk çekmeden doğuma kadar gelişimini tamamlar.

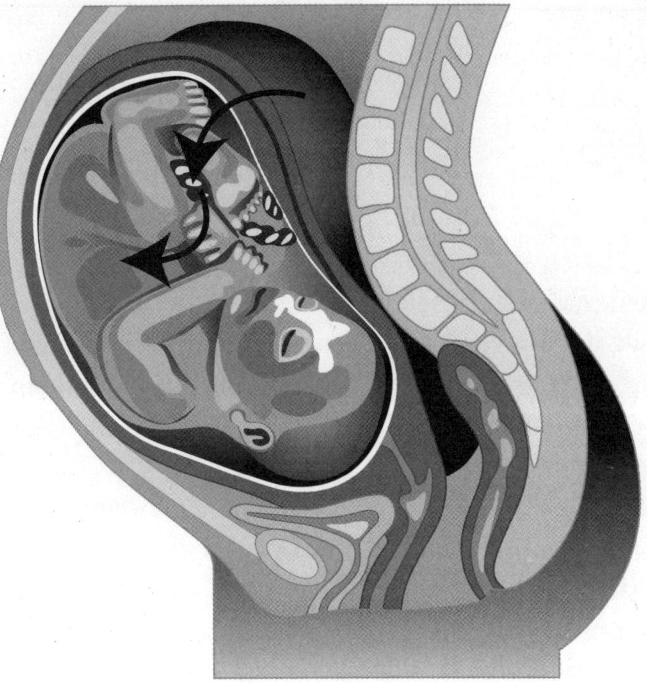

Hamilelik süresi boyunca annenin bedeninde üretilen hormonlar, her durumda önceliği bebeğin gelişimine verir. Annede malzeme yetersizliği olsa dahi, annede bu malzemelerin eksik kalması pahasına, bebeğin gelişimi için kullanılacak olan her şey bebeğe aktarılır. Örneğin annenin kanında yetersiz miktarda kalsiyum malzemesi, annenin dişinden veya kemiklerinden bebeğe transfer edilir. Böylelikle, anneler hamilelik döneminde yetersiz beslenseler dahi bebekler sağlıklı doğabilir. Anne dişini kaybeder veya kemikleri incelir ama yine de bebek sağlıklı doğar. Hoş, anneler doğumdan sonra da yemezler yedirirler, içmezler içirirler ya neyse.

Doğumdan sonra bedenin büyüme süreci

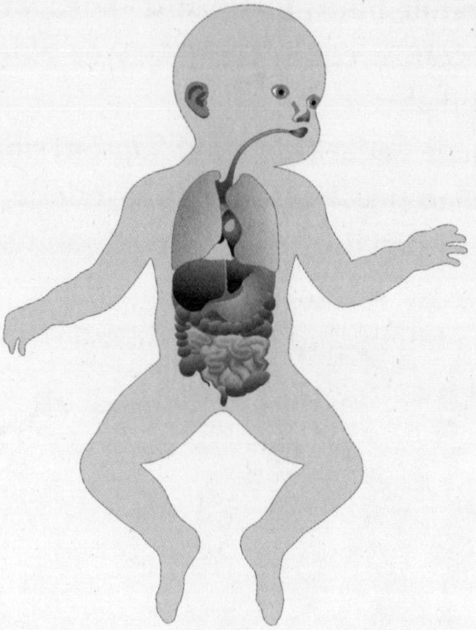

Doğum anına kadar bebek için pek sorun teşkil etmeyen bir süreç yaşanır. Ancak, doğum gerçekleştikten sonra, yani anne ile bebek arasındaki malzeme alışverişini sağlayan göbek kordonu kesildikten sonra artık bebek kendi başına sindirim sistemi yolu ile bu malzemeleri vücudunun içine almak zorundadır.

Büyümesi ve gelişmesi için gerekli malzemeyi besinlerden elde edecek olması, bebek için söylendiği kadar kolay bir şey değildir. Eskiden annenin kanından hazır gelen malzemeyi kullanırken, artık o malzemeler ham bir şekilde bağırsaklarına gelmeye başlamıştır. Bu ham malzemenin sindirim ile işlenmesi, sonra da bağırsaklardan emilerek kana geçmesi gerekir ki vücudu da yapısını oluştururken, bu malzemeleri kullanabilsin.

Büyüme sürecinde gerekli olan malzemenin vücuda girmesi için en önemli yapı, sindirim sistemidir. Fakat bu gelen malzemenin vücudumuzda nasıl kullanılacağına karar veren yapı, endokrin sistemi, yani hormon sistemidir. Bebeklikten yetişkinliğe kadar olan büyüme sürecinde, birçok değişik hormon görev yapar ve DNA zincirimizde yazılı olan bedene sağlıklı olarak gelmemiz için çalışırlar.

Nasıl bir binanın temelden çatısına kadar yapımında yol gösterici bir mimari planı varsa, bedenimizin de kendi DNA'mızda kayıtlı olan ve ilk iki hücreden yetişkin bir birey olana kadarki sürecin tamamında yol gösterici görevi yapan bir yazılımı vardır. Bedenimizin eşsiz yapısını belirleyen, boyumuzun uzunluğundan burnumuzun şekline, göz ve saç rengimizden saçımızın ne zaman döküleceğine dair bilgilerin tamamı, DNA sayesinde her bir hücremizde mevcuttur.

(Bu fabrika ayarımızı da ileride anlatacaklarım için hep hatırlamanızı istiyorum. Nasıl bir binanın restorasyonunda ilk mimari proje çok önem taşıyorsa zayıflamada da bizim bu fabrika ayarımız o derece önem taşımaktadır.)

DNA'mızda kayıtlı bir fabrika ayarı ile doğuyor ve kendi eşsiz ayarlarımız doğrultusunda büyüyoruz. DNA'mızda yazılı olan fabrika ayarlarımız, aslında bizim ideal bedenimizdir.

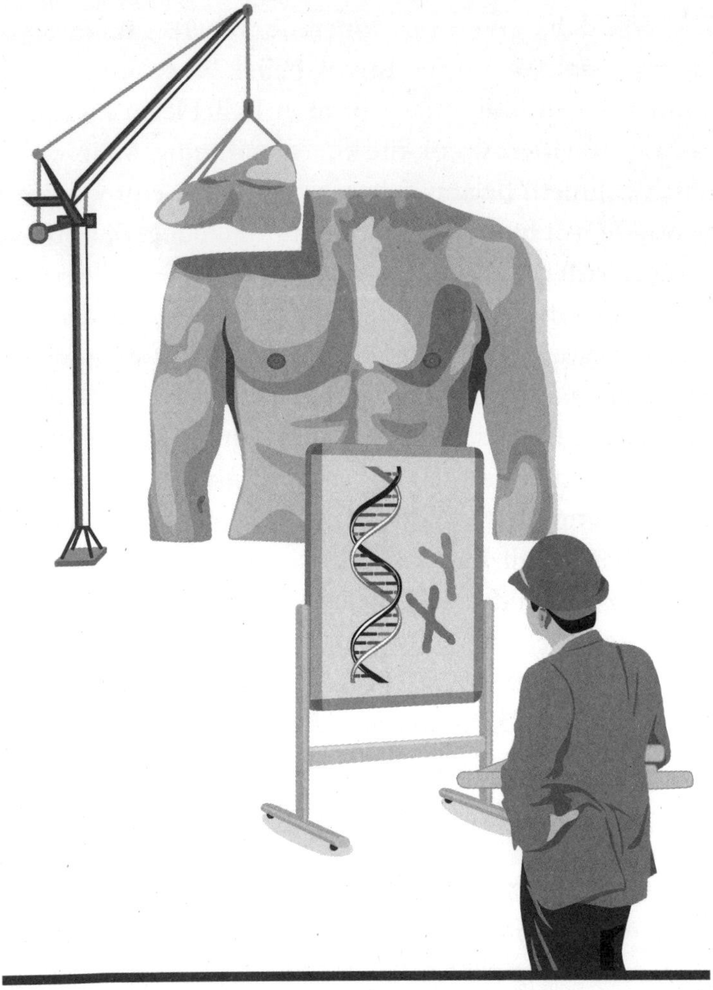

Anne sütünden ek besinlere geçiş dönemi

Bir bebeğin ideal bedenine uzanan büyüme yolculuğunda ilk ve en önemli yapı malzemesi, anne sütüdür. İlk 6 ay kadar bu büyümeye anne sütü tek başına yeterli gelebilir. Aslında anne sütü sadece büyüme ve gelişme için değil, annenin hayat tecrübelerini bebeğe iletebilmek için bir aracı olması nedeniyle de önem arz etmektedir. Bu nedenle, tüm çocuk doktorları, anne sütünün mutlak suretle en az 6 ay bebeğe verilmesini önerirler. Hatta bir adım öteye geçip annelere, ilk 6 ay anne sütü dışında bir şey vermeyin, diye de tembih ederler.

Anneler ise bazen tüm bu uyarılara rağmen, bebeğim doymuyor diye düşünerek, çok daha erken bir dönemde, biberon mamasıyla beslenmesine takviye yapmak isterler. Birçok bebek biberon mamasıyla tanıştıktan sonra anne sütünü içmeyi bırakır. Bebeklerin bu seçiminin tek nedeni, aslında keyiflerine çok düşkün olmalarıdır. Memeden anne sütünü emmek zahmetlidir ama biberondan mama emmek çok kolaydır. Bebekler, böyle basit bir nedenle anne sütü gibi değerli bir besini tercih etmez, geri çevirirler.

İlk 6 ay bebeği anne sütü ile beslemiş olsak bile, 6. aydan sonra artık yavaş yavaş ek gıdalara geçmek zorunda kalırız. Çünkü anne sütü tek başına bebeğin büyümesi ve gelişmesi için yeterli gelmemeye başlayacaktır.

Ek gıdalara geçildiğinde, bebeğin sindirim sistemi buna kolay kolay adapte olamaz. Çünkü her gıdanın sindirilmesi için, o gıdaya özel sindirim enzimi üretmek gereklidir. Ek gıdalara yavaş yavaş geçilmesinin nedeni de bebeğin sindirim sisteminin, bu yeni gıdalara uyum sağlayabilmesini beklemek içindir.

SİNDİRİM ENZİMLERİ OLMASAYDI, YEDİĞİMİZ GIDALARIN İÇERİĞİNDE BULUNAN PROTEİNLERİ, YAĞLARI, VİTAMİNLERİ VE MİNERALLERİ VÜCUDUMUZ YETERİNCE KULLANAMAZDI.

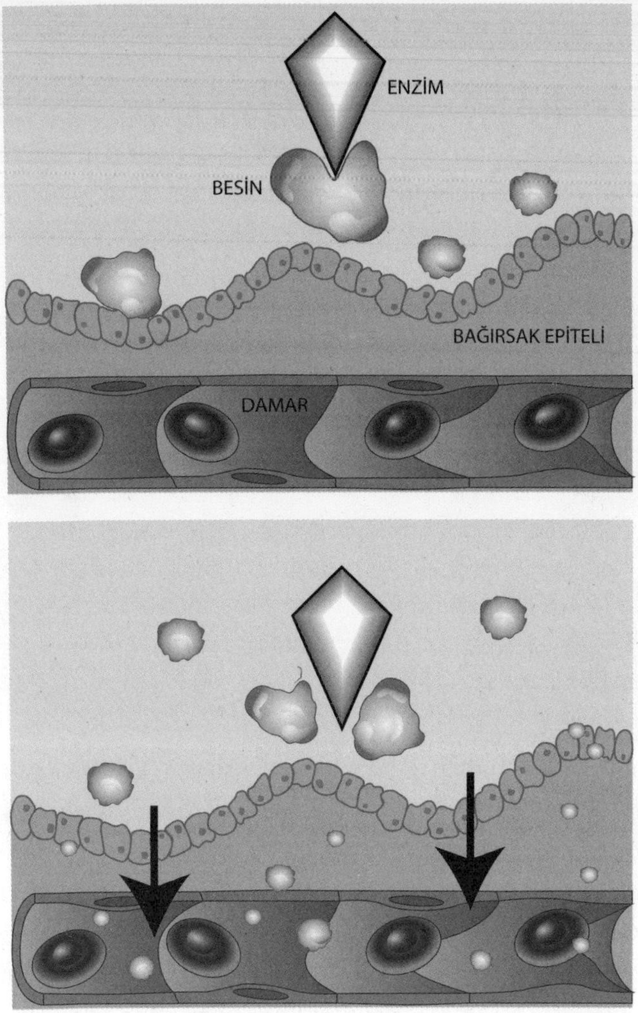

Sindirim enzimleri çok önemlidir! Ağız yolu ile aldığımız gıdalar, minik minik konservelere benzer.

Sindirim sistemimizin bu gıdaları bir şekilde açması gerekir. İlk önce ağızda çiğneyerek, yediklerimizin yapısını bozarız. Böylece bu konserveye benzer yapıdaki gıdalar, az da olsa açılmaya başlar. Tükürüğün içerisinde bulunan enzimler de devreye girip biraz yardımcı olurlar. Sonrasında mide içerisindeki asit ve midenin yediklerimizi ezme ve yoğurma programı da sindirime yardımcı olur. En kritik görevi, mideden sonraki bölümlerde üretilen sindirim enzimleri yapmaktadır. Bu enzimleri konserve açacağına benzetebiliriz.

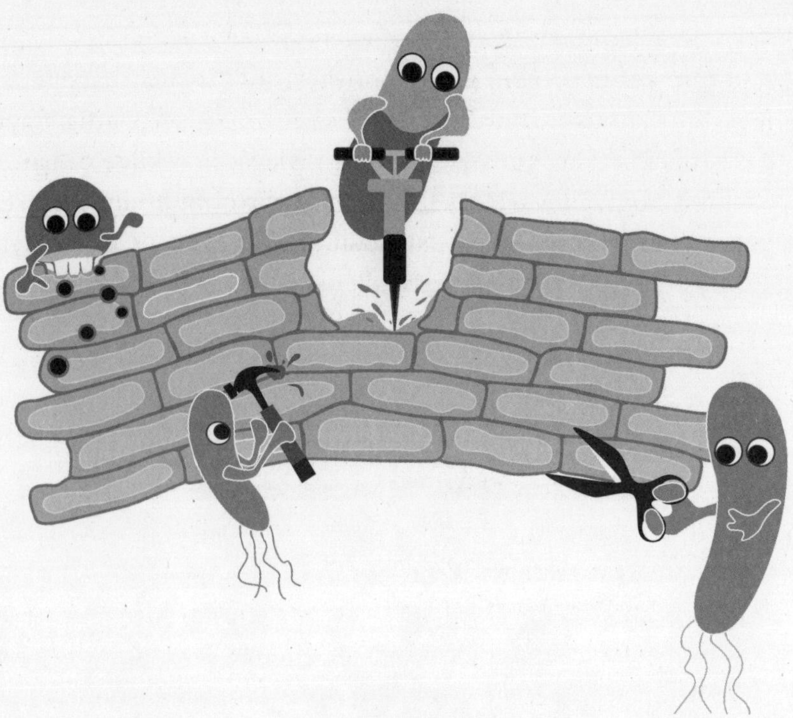

Yediğimiz besinlerin ince bağırsaklarda bulunan çok ince pililerden emilebilmesi için daha ufak parçalara bölünmesi gerekir. Bu işlemi sindirim enzimleri ve incebağırsak içerisinde bulunan probiyotik bakteriler yaparlar. Bu enzimler, canlının yeme alışkanlıklarına göre farklılık gösterir. Bir canlının hayatını devam ettirebilmek için şekere ve vücudun yapı taşları olan proteinlere, yağlara, vitaminlere ve minerallere ihtiyacı vardır. Enzimler, yeme alışkanlıklarına göre bu ihtiyaçları otçul beslenenlerde ottan, etçil beslenenlerde de etten elde etmeye yardımcı olur ve ona göre farklı enzimler üretirler.

Doğada bir ceylanı düşünün, çok hızlı kaçmak ve canını kurtarmak zorundadır. Bu nedenle çok güçlü kaslara ihtiyacı vardır. Doğup büyüme sırasında biraz anne sütü alır ama sonrasında sadece çayırlardaki otlarla beslenerek bu mükemmel yapıyı ortaya çıkarır. Yani ceylan, sindirim sistemindeki kendisine özel enzimler sayesinde yediği otu açarak, içerisindeki proteinleri, yağları ve şekerleri vücudunun kullanabileceği şekle çevirir. Aynı şekilde bir aslanın da çok güçlü kaslara ihtiyacı vardır. Ama bunun yanında çok zeki bir hayvan olması da gerekir. Kasların ani hareketi için şekere de ihtiyaç duyar. Çünkü çok hızlı hareket edip, hayatını devam ettirebilmek için avlanmak zorundadır. Aslan sadece avladığı hayvanın etini yediği için tüm şeker, protein ve yağ ihtiyaçlarını bu etten karşılamak zorundadır. İşte aslanın sindirim sistemindeki enzimler de avladığı hayvanın etinin içerisindeki şekeri kullanabilmesini sağlayacak şekilde çalışır. Aslan acıktığı zaman, bu sıcakta avlanmak çok zor deyip ot ile beslenemez, çünkü otu sindirecek enzimler sindirim sisteminde üretilmez ve dolayısıyla otu sindiremez. İşte enzimler bu nedenle çok önemlidir ve canlıların hayatlarını devam ettirebilmeleri için gerekli olan besinleri, yedikleri yiyeceklerden elde etmelerini sağlarlar.

Bu arada, insanoğluna bir iltimas geçilmiş ve sindirim sistemi, hem otu hem eti sindirebilmesi için gerekli olan enzimlere sahip olmuştur. Bu nedenle, bebekken annenin iki çeşit sebze ve biraz et koyarak yaptığı mama, bebeğin büyümesi ve gelişmesine yardımcı olmuştur. Vejetaryen beslenen kişiler hayatta kalmaya devam ederler. Sadece et ile beslenen insanlar da vardır.

Şimdi yeri gelmişken ufak bir bilgi daha vermek istiyorum. Bazı yiyeceklerimiz vardır ki bunları insanoğlu teknoloji kullanarak üretir ve bu gibi yiyeceklerin sindirilmesi için enzime çok ihtiyaç duyulmaz. Mesela şeker pancarını alır, özel işlemlerden geçirip içerisindeki şekeri kristalleştirerek üretiriz. Dolayısıyla bu ürettiğimiz şekerin vücut içerisine girebilmesi için artık enzime ve sindirilmeye büyük ölçüde gerek yoktur. Aynı şekilde, buğdayı un yapıp, mısırı mısır unu veya mısır gevreği yapıp bize paketleyerek verdiklerinde, bu yiyecekleri sindirmek için enzime çok ihtiyaç duyulmaz. Fakat bu tür besinlerin sadece içerisindeki karbonhidrat bölümü sindirilmeden emilir, diğer bölümlerinin emilebilmek için sindirilmeye ihtiyaçları vardır.

Yeri gelmişken bir soru sorayım. Bir kişi yemek yerken ekmeksiz doymuyorsa, yanında makarna ve pilav olsun istiyorsa, hamur işi gıdaları çok seviyorsa, çok tok olduğu halde bir tatlı olsa da yesem diye düşünüyorsa, bu ne anlama geliyor?

Aslında anlamı basit; bu kişi yediği yemeklerin içerisindeki kompleks şekeri sindiremiyor demektir. Yediğimiz tüm sebze, salata, etli yemekler dahil hepsinin içerisinde komleks şeker mevcuttur. Eğer sindirim enzimlerimiz iyi çalışıyorsa, şekeri enzimler sayesinde gıdalardan elde edebiliriz. Ama aynı anne sütü alan bebeğin, biberon maması verildiğinde anne sütünü emmekten vazgeçmesi gibi, vücudumuza enzime daha az ihtiyaç duyarak şekere dönebilen besinler verirsek, vücudumuz da sindirim enzimi üretmekten vazgeçebilir. Böylelikle vücudun en çok ihtiyaç duyduğu şeker, vücuda başka kaynaktan girmiş olur. Ama vücudun tamir için ve normal işleyiş için gerçekten ihtiyacı olan proteinler, yağlar, vitaminler ve mineraller yeterince enzim üretilmediği için yeterli miktarda giremez. İşte o zaman vücudumuz, günlük enerjisini tam almış ama bakımını yapabileceği malzemelerden eksik kalmış olur. Böylece bedenimiz, benzini düzenli aldığımız ama bakımını düzenli yaptıramadığımız arabamıza benzer. Sık sık bozulmaya başlar.

Bedenimiz için şeker çok önemlidir. Tüm hayati fonksiyonlarımızı şeker ile yaparız. Kan şekerimiz düşerse bayılırız, hatta çok düşerse ve uzun süre düşük kalırsa ölürüz. Vücudumuzda protein, yağ veya vitamin, mineral eksikliği bizi hasta edebilir ama öldürmez. Bakım yapmamak da arabayı durdurmaz ama çabuk bozulmasına neden olur. Bu yüzden, nasıl arabaya binince öncelikle benzin var mı, yok mu diye bakarız, aynı şekilde, bedenimiz de şeker var mı ya da yok mu diye bakar ve yiyeceklerde önce şekerli olanların emilimine önem gösterir.

Devam edelim...

Ek gıdalara geçişin tamamlanmasıyla bebeğin sindirim sistemi de tam kapasite çalışmaya başlar. Sindirim sisteminin sağlıklı çalıştığını, yani büyüme ve gelişme için gerekli tüm malzemeyi vücuda aldığını nasıl anlarız?

Bebek eğer akşam uzun ve rahat bir uyku çekiyorsa, yemek yedikten sonra 3-4 saat acıkmıyorsa, günde 4-5 defadan fazla tuvalete çıkmıyorsa, (yetişkinlerde bu sayı ortalama günde 1, maksimum 2 defa ile sınırlıdır) yeterince hareketliyse, etrafı ile ilgileniyorsa sindirim sistemi iyi çalışıyor, yeterince enerji ve diğer gereksinmelerini alıyor demektir.

Burada yine bir hatırlatma yapmak istiyorum. Bir bebek tuvaletini normalden daha sık yapmaya başlarsa annesi heyecanlanır. Çünkü bu durum bebeğin yediğini sindiremeden dışarıya attığını, dolayısıyla sağlıklı büyümesi için gerekli besinleri yeterince alamadığını gösterir. Oysa birçok kilolu insan sık tuvalete çıkınca bağırsakları çok iyi çalışıyor zanneder. Aslında annelerin çok iyi bildiği üzere, sık tuvalete çıkmak, yediklerimizin sindirilmeden vücudumuzdan dışarı atıldığının bir işaretidir.

Bağırsaklarımızın esas görevinin yediklerimizin sindirilmesi ve vücut içine emilmesi olduğunu, yediklerimiz sindirilmeden atılıyorsa, bunun bağırsaklarımızın çok kötü çalıştığı anlamına geldiğini lütfen hatırlayın...

(Büyüme çağında çocuklar, büyüme için yeterli malzemeyi yiyecekler ile almazlarsa veya yediklerinin sindirilmesini ve zamanında vücuda girmesini sağlayamazlarsa, çocuk obezitesi meydana gelir. Ama bu konuyu yetişkin obezitesinden sonra anlatacağım. Bazı hastalar, ben doğma büyüme şişmanım derler, çocukluktan başlayan şişmanlık da vardır, onu daha sonra geniş olarak anlatacağım.)

Doğuma kadar ve doğumdan sonrasını kapsayan süreci bir inşaat gibi düşünelim demiştik. Bir bina inşa edilirken, elimizde yeterince malzeme ve o malzemeyi ziyan etmeden kullanacak tecrübeli elemanlar varsa, binanın inşaatı planlandığı doğrultuda tamamlanır. Bebeklikten yetişkinliğe kadarki büyüme sürecinde eğer sağlıklı ve yeterli besleniyorsak, bu besinlerin sindirilmesinde bir problem yaşamıyorsak, endokrin sistem, yani hormonlar doğru çalışıyorsa, her birimiz DNA zincirimizde yazılı ideal bedenimize ulaşabiliriz.

Vücudumuz daima ideal bedenine dönmeye ve o bedeni korumaya çalışır. Şişmanlarda da iştahın artışı aslında, vücudun ideal bedene dönme isteğinden, yani zayıflama isteğinden kaynaklanır. Ancak ideal bedene dönebilmesi için ihtiyaç duyduğu maddeleri alamazsa veya ihtiyaç duyduğu gıdalar sindirilerek vücut içerisine giremezse, vücut iştahını açık bırakır ve bizden ihtiyacı olan yiyecekleri daha çok yememizi ister. İştahımız açık olduğunda onu kapatmak için içeriğinde sadece karbonhidrat olan abur cubur yersek, bunlar vücudun ihtiyaç duyduğu gıdalar olmadığı için iştahımızı kapatmaz.

Bebeklerde de benzer bir durum vardır. Bebek ağlamaya başlayınca acıkmıştır diye mama veriyorsunuz, yemiyor ve ağlamaya devam ediyor. Aklınıza susamış olabileceği geliyor. Su veriyorsunuz, içmiyor, ağlamaya devam ediyor. Aç veya susuz değilse oyalansın diye oyuncak gösteriyorsunuz, daha çok ağlamaya başlıyor. Gazı mı var diye kucağınıza alıp hoplatıyorsunuz, susmuyor. Sonra kokuyu hissediyorsunuz, meğer altını kirletmiş. Bezini değiştirince bebek mutlu oluyor. Demek ki bebek rahatsız olduğu durum düzelene kadar isteğini ağlayarak gösteriyor. Tıpkı vücudumuzun da ihtiyaçları karşılanana kadar, iştahını açık tutması gibi...

Vücudun da çeşitli ihtiyaçları vardır. Hayatını devam ettirebilmek için enerjiye, yani şekere ihtiyaç duyar. Ama aynı zamanda ideal yapısını koruyarak sürdürebilmesi ve zarar görmüş organlarını tamir edebilmesi için yağlara, proteinlere, vitaminlere, minerallere hatta eser elementlere bile ihtiyaç duyar. Eğer yediğimiz gıdalar ile vücut, bu ihtiyaç duyduğu malzemeleri alamamışsa, tıpkı bebeklerin ihtiyaçları karşılanana kadar ağlamayı kesmediği gibi, ihtiyacını duyurmak için iştahı kesmez ve yemeye devam etmemizi ister.

İşte bu nedenle şişmanlara sofralar dolusu yemek verseniz, halen yemek isterler. Sabah, öğlen, akşam yemeklerini yerler ama yine gece yarısı buzdolabını açar ve bir şeyler atıştırırlar. İdeal bedene ulaşabilmek için gerekli olan protein, yağ, vitamin, mineral gibi gıdalar sindirilerek kendisine gelmiyorsa, bir türlü iştahları kapanmaz. Dolayısıyla vücutları da daha çok yemelerini ister.

(Şişmanlığın aslında çok yemekten değil, vücut bütünlüğünü sağlayacak besinlerin sindirim ile vücut içine alınamamasından dolayı olduğunu 3. bölümde detaylı olarak açıklayacağım. Bu kısımda neden daha fazla yiyerek ideal bedene dönebileceğinizi anlattığım için bu açıklamayı önceden yapmak istedim.)

İDEAL BEDEN VARDIR VE HERKESİN İDEAL BEDENİNE UYGUN BİR İDEAL AĞIRLIĞI VARDIR.

Büyüme işlemi, DNA'mızda kayıtlı ideal bedenimize ulaştığımızda durur!

Yetişkin çağımızda ulaştığımız bedenimiz, aslında kendi standart bedenimizdir yani fabrika ayarımızda yazılı bedendir. Üç ölçü birimi; boy, ayak numarası ve beden bir noktaya kadar büyür ve sonra durur. Erişkin çağa ulaştıktan sonra bu üç ölçü insanlar ve diğer tüm memeli canlılarda artık daha fazla değişiklik göstermez. Ancak, ağır spor ve vücut deformasyonu ile ayak numarası ve beden bir miktar daha büyüyebilir. Boyumuz da iskelet sisteminin deformasyonuna bağlı olarak 3-3,5 cm kadar kısalabilir.

Dikkat edin, beden, boy ve ayak numarası diyorum, kilo demiyorum, çünkü ağırlık değişkendir. Ağırlık, o bedenin içerisindeki bedeni oluşturan kas, kemik, bağ dokusu, yağ dokusu gibi kendi aralarındaki oranlarına bağlı değişiklik gösterebilir. Vücudumuz şişmanlık nedeniyle olması gerekenden daha geniş bir yapıya ulaştığında, aslında kiloyu değil bedeni ölçmek gerekir. Ancak bedeni ölçmek, kişiler için bir tartının üzerine çıkmak kadar kolay değildir. En kolay ölçülebilen değişim olarak kiloyu görürler ve hatalı bir şekilde kilo ölçerek kendi ideallerini bulmaya çalışırlar. Çoğu zaman da bu ölçümler onları yanlış yönlendirerek hata yapmalarına neden olur.

İnsanlar, aynı bedende ama farklı ağırlıkta olabilir. Mesela çocukluğunda daha fazla spor yapan bir kişinin kas yapısı ve kemik yapısı, yapılan sporun çeşidine bağlı olarak değişiklik gösterebilir. Bir kadın ile erkeğin aynı bedende olmasına karşın farklı ağırlıkta olmasının nedeni, kadınlarda hafif olan yağ dokusunun daha fazla, erkeklerde ağır olan kas dokusunun daha fazla olmasına bağlıdır.

Tüm insanların DNA zincirinde yazılı ideal bir bedeni vardı. Bu beden şekli her kişiye özeldir. Binlerce insan arasında çok kolaylıkla tanınmamızı sağlayan kişiye özel bir göz yapımız, ağız yapımız, dudaklarımızın, çenemizin bir yapısı vardır. Hatta vücut yapımız bile diğer insanlardan az da olsa farklılık gösterir. Bazen daha önceden tanıdığımız bir kişiyi kalabalık bir yerde arkadan bile görsek duruşundan, hareketlerinden tanıyabiliriz. Aynı şekilde, bir şehir fotoğrafındaki bazı binaların görüntüsünden bu fotoğrafın hangi şehirde çekildiğini tahmin edebiliriz. Çünkü insanlar gibi binaların da kendine özgü bir mimari projesi vardır.

Kişinin bedeni kendisine özel olduğu için hayatı boyunca bedenimiz de bu yapıyı aynı tutmaya çalışır. Kaza geçiririz, yüzümüzde şişlikler morluklar oluşur. Bir bakarız, 1 hafta 10 gün sonra tüm bunlar geçmiş, biz tekrar orijinal görünüşümüze kavuşmuşuz. Ayağımız burkulur, bizim tabirimizle davul gibi şişer ama bir bakarız, 1 hafta 10 gün sonra eski halini alır. Bazen bütün gün çarşı pazar dolaşır çok yürürüz. Vücudumuzu saran jöle kıvamındaki bağ dokumuz, yerçekimi nedeni ile aşağıya doğru kayar. Bir bakarız ayağımız ayakkabılarımıza sığmaz hale gelmiş. Biz bu durumu ödem, şişlik zannederiz, halbuki yerçekimi nedeni ile bağ dokumuz aşağıya kaymıştır. Sabah uyandığımızda tüm şekil bozukluklarımız kaybolmuş, yine vücudumuz eski bedenine gelmiş olur. Çünkü bütün gece, bağ dokumuz içerisindeki elastin ve kolajen fibriller tamir olmuş, böylece vücudumuz orijinal şeklini almıştır.

İDEAL BEDENİMİZ, DÜNYA ÜZERİNDE VARLIĞIMIZI SÜRDÜREBİLMEMİZ İÇİN GEREKLİ OLAN EN İDEAL YAPIDIR.

Dünya üzerinde yaşayan her canlı türünün, yaşadığı bölge ve doğa koşullarına uyumlu bir beden yapısı vardır. Bu yapının korunması, o canlı türünün devamı için çok önemlidir.

Zürafanın uzun boynu, aslanın pençesi, ceylanın aerodinamik yapısı, bir filin iri yapısı, sert derisi ve hortumu yaşam alanına en uygun yapıdadır ki bu kadar uzun süre türünü devam ettirebilmiştir. Bu nedenle, canlılar yaşam süreleri boyunca, günlük yaşam koşulları içerisinde hasar görmüş, yaralanmış bedenlerini kendi kendilerine iyileştirebilme ve DNA zincirlerinde yazılı ideal beden formuna geri döndürebilme yeteneğine sahiptirler. Buna doku iyileşme gücü diyoruz. Hatta bazı canlılarda bu o kadar ileri gitmiştir ki, kaybettikleri uzuvlarını bile, zaman içinde geri kazanabilmektedirler.

İnsanoğlunun da ideal bedene dönme yeteneği vardır. Elimizdeki kesi işte bu nedenle iyileşir. Hatta hiç istemesek de bazı cerrahi olmayan estetik (botox, dolgu, cilt bakımı, lazer uygulamaları vb) uygulamalar da zaman içinde geri dönmektedir. Şişmanlıkta oluşan göbek, kalça ve basen DNA zincirimizde yazılı olan ideal yapımızda yeri olmayan bir doku olduğu için, vücudumuz bunu da geri döndürebilir. Sonradan oluşmuş göbek, kalça ve basenden kendiliğinden kurtulabiliriz.

GÖBEK, KALÇA VE BASEN YAĞLARIMIZDAN BEDENİMİZİN DOKU İYİLEŞTİRME GÜCÜ SAYESİNDE KENDİLİĞİNDEN KURTULABİLİRİZ.

Nasıl ki dünya yuvarlak olduğu için hep batıya gidersek başlangıç noktamıza geri döneriz, şişmanlıkta da eğer daha iyi beslenirsek ve ihtiyacımız olan gıdaları yersek, vücudun ihtiyaç duyduğu malzemeyi sindirebilirsek, başlangıç noktamız olan ideal bedene geri döneriz. Çünkü her hücremizde, bizim ideal bedenimizin yazılı olduğu bir DNA zinciri mevcut. Yani her hücremiz, aslında hem bizim ideal bedenimizi hem de kendi ideal boyutunu biliyor. Tek yapmamız gereken, onun bu işlemi yapabilmesi için gerekli olan enerjiyi ve malzemeyi ona vermek.

Özetle, diyet yapmak yerine daha kaliteli ve vücudun istediği kadar fazla yemek ve biraz hareket ederek yediklerimizi sindirtebilmek, halihazırda genlerimizde kayıtlı olan ideal bedenimize ve bu ideal bedene ait ideal kilomuza dönmemizi sağlayacaktır. Genlerimizde ideal bir kilo yazılı değildir. Bizim ideal bir bedenimiz vardır ve bu ideal bedene ait bir ideal kilo vardır. O zaman çok rahatlıkla ideal kilo yoktur, ideal beden vardır diyebiliriz.

Bu nedenle, yaklaşımımı "dünya aslında yuvarlaktır" olarak açıklıyorum ve ekliyorum, asla diyet yapmayın, aç kalmayın. Bulabildiğiniz en güzel ve besleyici yemekleri yiyin, açlık ve tokluk hislerinize kulak verin, ideal bedeninizde kalın.

Üçüncü Bölüm

ŞİŞMANLAMA NE ANLAMA GELİYOR?

Şişmanlığın sebebi, aslında bağ dokusu hasarıdır!

Bize kilo aldıran fazladan yediklerimiz değil, atladığımız, yemediğimiz öğünler ve yediklerimiz içerisindeki sindiremediğimiz bölümlerdir. Bedenimiz güçsüz kaldığında, onu çevreleyen 'bağ' dokumuz hasara uğrar. Bedenimizin bağ dokusunu tamir etme yöntemi bizi şişmanlatır.

ŞİŞMANLIK BASİT BİR BAĞ DOKUSU HASARI İLE BAŞLAR, VÜCUDUN BUNU ELİNDEKİ MEVCUT MALZEMEYLE TEDAVİ ETMEYE ÇALIŞMASI İLE SÜRER.

Şişmanlık, aslında bağ dokusu hasarı sonucu oluşan bir durumdur, genel inanışın aksine, yediğimiz fazla gıdalar nedeniyle vücudumuzun ağırlığının artması değildir.

Vücutta kilo artışına neden olan, vücudun bütünlüğünü ve yapısını koruyabilmesi için, yani vücudu çevreleyen bağ dokusunun sıkı kalması için gerekli olan maddeleri içeren gıdaları yeterince sindirememesidir. Bu durumda bağ dokusu yapısını koruyamaz duruma gelirse bedenimiz gevşer ve yerçekimi nedeniyle bizi saran deri içerisinde aşağıya doğru kayar. Vücudumuzun bize özel olan şekli bozulduğu için, vücudumuzun şekline göre dikilmiş olan elbiselerimiz dar gelmeye başlar. Bu dönemde henüz ağırlığımız artmamıştır.

Sonrasında bu gevşemiş ve genişlemiş bedeni dik tutabilmek için vücudumuz, orta kısmına, yani göbek, basen ve kalçanın olduğu bölümde bulunan yağ hücrelerinin içerisine şekerden oluşturduğu beyaz yağ moleküllerini koyar. Bu bölgelerdeki yağ hücrelerinin boyutlarını büyüterek bedeni destekler ve balansını ayarlar.

GÖBEK, KALÇA VE BASENDE OLUŞAN YAĞLAR, FAZLADAN YEDİĞİMİZ ŞEKERİ DEPOLAMAK İÇİN DEĞİL, VÜCUDUMUZU DİK TUTABİLMEK İÇİN OLUŞUR.

Vücudumuzun doğal, hatta en önemli beklentisi, hareket kabiliyetidir. Bunu şöyle açıklayayım, bir ceylanın kaçması ne derece önemliyse, bir aslanın yakalaması da o derece önemlidir. Bu işlemleri her iki canlı da vücutlarındaki muhteşem aerodinamik yapı ile yaparlar.

İlkel vücudumuzun, bizim bilmediğimiz iki çok önemli görevi vardır ve bu iki görevi gerçekleştirebilmek için dik ve ayakta durmak zorundadır. Bu iki görev, doğada tüm canlıların hayatlarını idame ettirebilmek için gerekli olan 'kaçmak' ve 'kovalamak' işlevidir.

Kaçarsan kurtulur, canını kurtarır, hayatına devam edersin. Yakalarsan karnını doyurur, yine hayatına devam edersin. Bu nedenle, insan vücudunun mutlaka ayakta ve dik olması gerekir. Bu yüzden, bedeni saran bağ dokusu gevşeyip sarktığında, orta hatta, yani göbek, kalça ve basen bölgesinde aerodinamiği tekrar sağlamak adına, şekerden oluşmuş beyaz yağ birikir. Böylece bedeni çevreleyen bağ dokumuz gerginleşmeye başlar, kalan kısımlardaki boşluklara da su doldurmaya başlar.

Vücudunuzun %60'ı su olduğu için, oluşturulan her 4 kilo yağa karşılık, 6 litre su tutmak zorundadır. Vücutta tutulan suların bir kısmı orta bölümde yağ hücreleri arasına dolar ama kalanlar kollara, bacaklara, sırt bölgesine, boyun bölgesine ve yüze dağıtılır. 'Kollarım yağlandı, boynumda yağ birikti, gıdım yağlı oldu, bacaklarım yağlandı' demek doğru değildir. Bu bölgelerde hücre içine beyaz yağ dolmaz, hücre arasında su tutulur, böylece şişmiş gibi bir görünüm olur.

Sonuç olarak vücudumuzun şekli bozulmuş, ağırlığımız artmış, yani aslında biz şişmanlamış oluruz. Ama yağdan oluşturduğu destek dokuyu orta bölüme, yani göbek, kalça veya basene yerleştirir. Bu nedenle yağlanma aslında kadınlarda göbek, kalça ve basende, erkeklerde göbek ve göğüste olur. Erkeklerin kalça ve baseni büyümez, çünkü oralarda kadınlarda bulunan yağ hücreleri yoktur.

Vücut tüm bu bölümlerin hepsinde birden yağlanma yapmayabilir, genetik özelliğine bağlı sadece göbek, sadece kalça veya sadece basen yağlanması da yapabilir. Genetik özellik olan bu duruma bölgesel fazlalık olarak bakmak yanlıştır. Sonuç olarak vücudumuz, genel yapımızı destekleyebilmek adına bu bölgelerde beyaz yağ dokusu oluşturmuştur. Bu boşluklar dolduktan ve yeteri kadar yağ desteği sağlandıktan sonra, kilo alışımız ve şişmanlamamız durur.

Aslında bu duruma hepimiz aşinayız. Çünkü fazladan tatlı yediğimizde, her defasında kilomuzun artmadığını biliyoruz. Vücudumuz her defasında fazla şekeri beyaz yağa çevirmez, o nedenle, arada kilomuzun sabit kaldığı dönemler olur. Vücut bütünlüğü bozulmadan, genişleme dönemi başlamadan, yani vücudumuz ihtiyacı olan yapı malzemelerini sindirebildiği sürece, yediğimiz fazla şeker beyaz yağa dönüşmez. Kilolarca şeker tüketsek de göbeğimizi büyütecek beyaz yağ oluşmaz.

Mademki böyle şişmanlıyoruz, o zaman eski bedenimize geri dönebilmek için tıpkı bebeklerin büyürken yaptığı gibi, daha kaliteli ve besleyici değeri yüksek gıdaları daha çok yememiz gerekiyor. Tabii ki aynı zamanda biraz hareket edip bunların sindirimine de yardımcı olmamız gerekiyor. Yani gıdaların sindirimini engellemek değil, daha iyi sindirilmesini sağlamamız ve vücudun bu zor görevi yerine getirebilmesi için, onu daha iyi beslememiz gerekiyor. Aynı dünyanın yuvarlak olduğuna inandıktan sonra kâşiflerin korkmadan daha ileriye gitmeleri gibi, ileri gitmeliyiz.

Doğal hayatta şişmanlama yoktur, yağlanma vardır!

Genel olarak bize benzer diğer memeli canlılara baktığımızda, genetik olarak farklı boyutta olmalarına rağmen, yetişkin olduktan sonra kendi türleri içerisinde bedenlerinde çok değişim göstermediklerini, yani irileşmediklerini görürüz. Mesela bir Afrika fili ile Asya fili arasında boyut olarak fark vardır. Ama her ikisi de aslında fildir ve ikisi de yetişkin olduktan sonra kendi türleri içinde benzer boyutlardadır. Bir İngiliz atı ile bir Arap atı arasında da boyut farkı vardır. Ama ikisini de ilerleyen hayatlarında şişmanlamış olarak göremeyiz. Yani erişkin çağdan sonra beden olarak değişime uğramazlar. Bu saydığım örnekleri çoğaltabiliriz ama sonuç hep aynı olacaktır.

Mesela ineklere de şişman denir, hatta sadece ot yedikleri için şişmanladıkları söylenir. İneklerin sindirim sistemi, et türü gıdaları sindirmeye uygun değildir, o nedenle sadece ot veya saman yerler. Üstelik inekler şişman değil, sadece inektir, o nedenle kocaman bir gövdeleri vardır. Fakat hiçbir ineğin büyümüş basenleri, iri bir kalçası, şişmiş bir gıdısı yoktur. Bakarsanız, tüm inekler aşağı yukarı benzer boyuttadır.

Diğer yandan, yaşları ilerledikçe irileşen bazı canlılar da vardır. Bunlar kış uykusuna yatan veya belirli süre yiyecek bulunmayan bölgelerde yaşayan canlılardır. Örneğin ayılar ve denizaslanları gibi canlılar, uzun zaman yiyecek bulamasalar dahi hayatta kalmalarını sağlayacak malzemeyi yağ olarak vücutlarında saklarlar. Ama bu saklama onları şişman yapmaz.

Örneğin bir ayı, bahar ve yaz aylarında sürekli yemek yiyerek vücudunda yağ depolar. Kış aylarında da bu yağı kullanarak, çok sağlıklı bir şekilde hayatına devam eder. Bir sonraki baharda uyandığında, hem kendisini savunabilecek hem de tekrar yiyecek bulacak kadar sağlıklı kas yapısı ve enerjisi vardır. Yiyecek yemediği dönemde, kaslarında bir erime olmamıştır. Ayının vücudu ihtiyaç duyduğu enerjiyi, hormon sistemindeki mevsimsel değişikliği (leptin hormonu salgılanması) sayesinde, biriktirdiği yağdan kullanmıştır. Yani biriktirdiği yağı gerçekten yedek enerji olarak depolamış ve yiyecek bulamadığı, kış uykusuna yattığı dönemde, vücudun hayati fonksiyonlarını devam ettirebilmesi için kullanmıştır.

Bu örneğe benzer insan toplulukları da vardır. Belgesellerde yer alan ve açlık çeken toplumlara baktığımızda hepsinin incecik kol ve bacakları ama kocaman göbekleri olduğunu görürüz. Burada görünen kocaman göbek, şişmanlık değil, yediği fazla yemekleri aç kaldığı dönemde kullanabilmesi için bu enerjiyi depolayan büyümüş karaciğer dokusudur.

Ayı ve benzeri canlılar yiyecek bulamadıkları dönemde hayati fonksiyonlarını devam ettirmek için bu yedek enerji depolarında biriken yağları kullanırlar. Ancak biz insanların normal besinlerden elde ettiğimiz karbonhidratların verdiği enerji kalitesi ile ayının vücudundaki bu depo yağlardan gelen enerji kalitesi aynı değildir. Bu nedenle, ayı bu dönemde ya kış uykusuna yatmalı ya da yuvada hareketsiz kalarak diğer aktivitelerini asgariye indirmelidir.

Bunu bir örnek vererek, daha rahat anlamanızı sağlayayım. Örneğin uçak yakıtı, yüksek oktanlı benzin demektir. Bu benzinin bir miktarının verdiği enerji, diğer yakıtların verdiği enerjiden çok daha fazladır. Dolayısıyla uçakların uçabilmesi için bu yakıt tercih edilmelidir. Kömür de enerji verir ama kömür, uçağın uçabilmesi için gereken enerjiyi veremez. Kömür ancak bir trenin düz yolda, hatta raylar üzerinde gidebileceği kadar bir enerji verir. Normal gıdalardan aldığımız karbonhidratlar, uçak yakıtı gibidir. Ama kış uykusunda kullanılan yağlar, kömürün enerjisi gibidir. Bu nedenle, ancak kış uykusu sırasında bu enerji kaynağı devreye girebilir.

Düşünsenize, spor yaparak, yani aktivitemizi maksimum seviyeye getirerek göbek ve basen yağlarını harcamaya çalışmak ne derece doğru olabilir. Koşma işlevi başladığında ilkel düşünen vücudumuzun anladığı tek şey, kaçıyor veya kovalıyor olduğumuzdur. Her iki durumda da hayati tehlike söz konusu olduğundan, gerekli enerji asla bu çok düşük kaliteli göbek yağı değildir. Burada kullanılan enerji, can havli dediğimiz ve mevcut kaslar ve karaciğerde depoladığımız yüksek kaliteli glikojen depolarıdır.

Bu konuyu daha iyi anlamanız için bir örnek vermek istiyorum. Çok acil paraya ihtiyaç duyduğunuzda, evdeki en eski koltuk takımını mı satılığa çıkarırsınız yoksa hanımın kolundaki bilezikleri mi? Sizin koşmanızla, kış uykusuna yatmış bir ayının aktivitesi aynı mıdır?

Dördüncü Bölüm

ZAYIFLAMA ADINA YAPILAN YANLIŞLAR

Şuursuzca yapılan diyet ve spor, bilinçsiz kullanılan zayıflama ilaçları...

'Dünya düzdür' mantığı ile düşünülerek çeşitli diyet listeleri hazırlandı ve şuursuzca spor yapıldı. Amaç ya alınan kalori miktarını azaltmak, harcanan kalori miktarını artırmak ya da alınan kalorilerin sindirimini durdurarak beden içine girmelerini engellemekti. Tüm bu yöntemlerde ortak hedef, bedeni zayıflatmaktı.

Ama aslında bu yöntemlerle bedenimizi çok zayıf düşürdük, bedenimiz de kendisini koruma içgüdüsü ile, verdirdiğimiz tüm kiloları geri aldı. Hatta defalarca diyet yaptığımızda çok yıprandığı için kendi yapısını korumakta çok zorlandı ve daha çok genişleyip, daha çok desteğe ihtiyaç duyduğu için göbek ve kalçamız daha fazla büyüdü ve biz daha fazla kilo bile aldık. Sonucunda da daha şişman bir beden ile baş başa kaldık ve ne yapacağımızı bilemedik.

Bize öğretilen, kısır bir döngüydü ve bu döngüye inanarak yaşamaya şartlandık; "dünya bir tepsi gibi düzdür, kenara çok yaklaşırsan aşağı düşersin", yani "çok yersen şişmanlarsın". En yakın çevremizdekiler bile bizi hep yemek yemekten korkuttular. Yemek yediğimizde kendimizi kötü hissetmemize neden oldular ve en önemlisi, biraz vücudumuzu beslemeye kalktığımızda, bizi engellemeye kalktılar. Önümüzden ikinci tabağı aldılar, sonra kurabiye pişirip 'yemezsen ölümü gör' dediler. En sonunda gizlice yediğimiz abur cubura mahkûm olduk, çünkü doğru dürüst beslenmediğimiz için iştahımız bize sürekli "yemelisin" diyordu.

Şimdiye kadar uygulanan tüm zayıflama tedavilerinde mantık basitti; ya yedirmeyeceksin ya harcatacaksın ya besinleri protein, karbonhidrat olarak ayrı ayrı yedirip vücudun yapı malzemesi olarak kullanmasını engelleyeceksin ya da sindirtmeyeceksin. Şu anda uygulanan yöntemlere bakarsanız, hepsinde aşağı yukarı aynı mantığı görebilirsiniz.

Diyet listeleri ve çeşitli uygulamaların yanında bir kısım ilaçlar da piyasada boy gösterdi. Bu ilaçlar da aşağı yukarı aynı mantıkta görevler üstlendi; vücuttan su attırarak kilo ağırlığını azaltmak, sindirim sisteminin emilimini etkileyerek besinlerin vücuda girmesini engellemek, iştahı kapatarak kişinin yemek yeme isteğini köreltmek ya da vücudun enerji olarak yağları kullanmasını sağlayan ilaçlar.

Özellikle ilk üç çeşit ilaç, vücudun fizyolojik dengesini bozarak bize zarar vermeye başladı. Su atıcı ilaçlar vücutta su ve elektrolit dengesini bozarak, burada sayamayacağım kadar fazla hastalığa neden oldular. Amacım, bütün bu hastalıkları sayıp konsantrasyonunuzu bozmak değil, bu konuda daha fazla bilgiye 'su ve elektrolit dengesi bozulunca' anahtar kelimeleriyle arama yaparak, internetten ulaşabilirsiniz. Kısaca, bu ilaçlar kalp damar hastalıklarından başlayıp böbreğe ve daha birçok sistem ve organa zarar verdi diyebilirim.

Besinlerin emilimini etkileyen ilaçlar

Bu tür ilaçlar genellikle ya karbonhidrat ya da yağ emilimini engelleyerek, vücudu zayıflatmaya çalışır. Karbonhidratlar, vücudun enerjisi olan şekeri en kolay elde edebileceği gıdalardır. Bu gıdaların emiliminin engellenmesi, bağırsağın normal işlevinin bozulmasına yol açabilir. Bazen bu tür ilaçlar, sindirim problemlerini de beraberinde getirir. Zayıflama sonrasında da sindirim sisteminde devam eden problemler olabilir.

Yağ emilimini azaltan veya engelleyen ilaçların zararıysa çok daha büyüktür. En başta yağda eriyen vitaminlerden yoksun kalabiliriz ki bu vitaminler, vücudun normal yaşamını sürdürebilmesi için çok önemli vitaminlerdir. Bir başka kötü etkisi de vücudun yapı taşı olarak ihtiyacı olan esansiyel yağ asitlerinin emiliminin bozulmasıdır. Bu yoksunluk, ileriki dönemlerde verdiğimiz kilo ile kıyaslanamayacak kadar kötü etkileri beraberinde getirir. Anlayacağınız kâr ve zarar analizi yaptığımızda da bu ilaçların uzun vadede faydasından çok zararı görülmektedir.

Kilo almamıza neden olan, yediğimiz yağlar değildir. O yüzden, yağların emilimini neden engellememiz gereksin ki, hatta besinlerin emilimini engellediğimizde, aslında yapısı bozulan bağ dokumuzun tekrar yapılanmasını da engellemiş olmuyor muyuz? Bağ dokumuzun tamirini engellersek, bağ dokumuzun gevşemesini artırmaz mıyız? Bağ dokusu daha çok gevşediği için kilo kaybımız yüzümüzden ve vücudumuzun üst kısımdan olmaz mı? Böyle olunca üst bedenimiz küçülüp yüzümüz sarkmaz mı? Hatta tekrar kilo aldığımızda vücudumuzun bağ dokumuzu desteklemek amacı ile oluşturduğu göbek, kalça ve basen çevresindeki yağ halkası daha da genişlemek zorunda kalmaz mı? Böylece 5 kilo verip 10 kilo almış olmaz mıyız? Pekâlâ, o zaman neden vücudumuza böyle bir işkence yaşatacak bir ilaç kullanalım ki...

İştah kesen ilaçlar

Yeme isteği, yani iştah, vücudumuzun bizim ile iletişim kurduğu en basit dildir. Tıpkı bebeklerin acıktıklarında veya başka bir istekleri olduğunda bizimle ağlayarak iletişim kurmaları gibi. Acıkınca ağlayan bir bebeğin ağzını kapatıp ağlamasını engellerseniz veya sesini duymaz ve sanki hiçbir şey olmamış gibi davranırsanız o bebek nasıl hisseder, bir düşünün. İşte o bebeğin hissettiklerinin aynısını, iştah kesici ilaçlar kullanıldığında vücudumuz da hisseder. İlaç vücutta çok ağır psikolojik problemlere, hatta nadiren de olsa kalp krizi gibi ağır rahatsızlıklara neden olabilmektedir. Bu nedenle, yeme isteğini körelten ilaçlar, vücut yapısı için tam bir katliamdır. Zaten bu tür ilaçları kullanıp bıraktığınızda, kullandığınız sürede verdiğiniz kiloların çok kısa sürede geri geldiğini görürsünüz. Kalıcı bir zayıflama getiremeyeceğini bile bile neden bu ilaçları kullanalım?

Yağ yakımını destekleyen ilaçlar

Vücudumuz, genişlediği dönemde yeni, geniş ve gevşek kalıbını desteklemek ve dik pozisyonda kalmasını sağlamak için oluşan beyaz yağları dolgu malzemesi olarak kullanır. Yağ yakarak enerji verdiren ilaçlar ise enerji için en kolay enerjiye dönüştürülebilen bej yağlarını, yani vücuttaki bağ dokusu, kıkırdak doku ve cilt altında bulunan yağları kullanır. Vücudumuz hiçbir zaman bej yağlar dururken yerine dolgu maddesi olarak oluşmuş ve enerji değeri olmayan beyaz yağları kullanmaz. Hiçbir ilaç da aksinin olmasını sağlayamaz. Bu tür ilaçları kullanırken, diz eklemlerinizde de bej yağların olduğunu ve kilo vermeye çalışırken ileride diz kıkırdaklarımızı kaybetme riski taşıdığınızı unutmayalım. Çevrenizde ne kadar fazla diz protez ameliyatı bekleyen tanıdığınız olduğunu ve eskiden bu kadar çok diz protezi ihtiyacı olmadığını da bir düşünün derim.

Mide operasyonları

Son yıllarda sıklıkla uygulanan mide kelepçesi, mide balonu ve mide küçültme operasyonlarına gelelim. Tıpta bazen kâr ve zarar analizi yapılması gerekebilir. Yapılan kâr ve zarar analizinin sonucunda başka hiçbir çare kalmadığı görülürse ve verilecek zarar elde edilecek kârdan daha az ise, ancak o zaman bu uygulamaların yapılması kabul edilebilir. Günümüzde ise maalesef bu tip uygulamalar o kadar pembe bir tablo çizilerek ve bazen öncesinde hiçbir kilo verme çabası sarf edilmeden hemen yapılıyor ki, bir doktor olarak dehşet içinde kalıyorum. Bu tip uygulama ve ameliyatlar "dünya düzdür" mantığı ile yapılan ve ileride büyük pişmanlıklar getirebilecek uygulamalar olarak kalacaktır. Mide küçültme ameliyatlarında geri dönüşü olmayan bir yola girildiği mutlaka göz önüne alınmalıdır. Çünkü vücudumuzda bulunan her organ, hatta o organın da her bir bölümü çok önemli görevler üstlenmektedir. Bu bölümleri kalıcı olarak çıkartmanın bazen elde edilen kârdan daha büyük zararlar verebileceği her zaman değerlendirilmelidir. Ayrıca her durumda, kişinin önünde ne kadar bir yaşam zamanı olduğu ve bu zaman zarfında o organın o bölümüne ne kadar ihtiyacı olacağı da göz önünde bulundurulmalıdır.

Obezite savaşını şimdiye kadar kaybetmemiz, vücut şeklini bozan ve bizim ağırlığımızı artıran beyaz yağ dokusunun neden oluştuğunu yanlış anlamamızdan kaynaklanıyor. Kadınlarda göbek, kalça, basen ve erkeklerde göbek ve göğse biriken beyaz yağ dokusunun oluşma amacı başkadır. Bu yağ dokusu, yediğimiz fazla yemeklerin biriktirildiği bir depo değildir. Bundan sonraki bölümlerde, bu biriken yağ dokusunu harcayacağım diye uğraşmak yerine hepimizin çok iyi bildiği ama unuttuğu kaliteli ve dengeli beslenmeyi, yani içgüdüsel beslenmeyi size tekrar hatırlatacağım.

Kilolu birisinin, dengeli ve besleyici yemeklerin önünden geçip tabağına salata doldurması, sonra tatlıyı hak ettim diye düşünmesi beni hep üzmüştür. Sağlıklı kişiler gibi önce güzelce karnımızı doyurup, ara sıra tatlı yediğimizde bize zarar vermemesini sağlamak, bizim en önemli farkımız olacaktır.

ŞİŞMANLIĞIN NEDENİ OLAN YAĞLARIN SPOR YAPARAK YAKILMASI MÜMKÜN DEĞİLDİR.

Yağ yakma adına yapılan spor

En çok karşılaşılan öneri spor yapmak, daha fazla hareket ederek, hatta normal yaşamımızdan bile daha hareketli olarak bu biriktirdiğimiz yağları harcamamızı sağlamak. Bir önceki bölümde anlattıklarımı düşünürseniz, bu mümkün olabilir mi? Eğer hareketlerinizi artırırsanız bu yağlar enerji kaynağı olarak devreye girer mi? O zaman, yaptığımız spor ile bu yağların harcanması mümkün mü? Değil tabii ki!

Birinci neden: Depo yağların bize normal günlük aktivitemizi yapacak kadar bile enerji veremeyecek olmasıdır. Bu yağları koşmak ve spor yapmak gibi daha fazla enerji gerektirecek hareketlerde kullanmamız mümkün değildir.

Doğada iki türlü ani ve zorunlu hareket vardır; kaçmak ve kovalamak. Bu iki harekette de sonuç hayati önem arz eder. Kaçarsan hayatını kurtarırsın, kovalayıp yakalarsan yiyecek buldun demektir, bu da hayatının devamı için çok önemlidir. Şimdi düşünün, bu kadar önemli görevleri yerine getirirken vücudunuz, sadece önemli organların çalışmasını devam ettirecek kadar düşük dozda enerji veren dolgu maddesi olan yağları mı devreye sokacaktır, yoksa "can havli" dediğimiz hareketi sağlayacak, kas ve karaciğerde biriktirdiği yüksek enerji veren glikojen depolarını mı devreye sokacaktır?

Bedenimizin bir aklı vardır. Beyin korteksi ile, yani düşünerek onu yönlendiremezsiniz. Eğer koşmaya başladıysanız vücut için bunun anlamı sabah koşusu değil, kaçmak veya kovalamaktır. Sağlıklı yaşam için veya şişmanlıkta oluşan yağları tüketmek için koşmak vücudun kitabında yazmaz. Beden aklı bunu kabul etmez.

İkinci neden: İnsanlarda şişmanlarken oluşan yağların, dolgu maddesi mantığı ile oluşturulmasıdır. Bu yağ, kış uykusuna yatan canlılarda oluşan yağlardan daha farklı bir özelliğe ve göreve sahip, yani benzer şekilde enerjiye dönüşmesi zor olan bir yağdır. Üstelik vücudun kendi balansını sağladığı bu yağlara, balansının bozulmaması için ihtiyacı vardır.

Vücudun balansı da nereden çıktı diyebilirsiniz. Kafanızın karışmaması için bu yağların oluşum amacını söyle anlatabiliriz: Mesela binada tavan, desteğini yitirdiği için veya desteği zayıfladığı için çökmek üzere. Siz de bu tavanın altına geniş bir kalas ile destek koyuyorsunuz. Aynı başta anlattığım gibi, vücudun da beyaz yağ dokusunu orta kısımda oluşturmasının amacı, destek olmaktı. Şimdi siz bu koyduğunuz kalas desteğini ne zaman çekersiniz. Mesela kışın ısınmak için o desteği alıp yakar mısınız? Hayır, yakmazsınız, gerekirse kullandığınız tahta masayı yakarsınız ama o desteğe dokunmazsınız. Çünkü dokunursanız tavan çöker. O desteği ne zaman kaldırırsınız? Ancak tavan sağlamlaşırsa, yani sağlıklı beslenerek, vücudun yapısını onardığınız durumda. Ya da tavana kullanacağınız başka bir destek bulursanız, o desteği çekersiniz. Spor yapıp vücuttaki kas dokusunu artırdığımızda, vücuda dışarıdan destek oluyoruz ve vücut da göbekteki beyaz yağları vücut dışına atabiliyor. Çünkü artık onlara ihtiyacı kalmıyor. Biz buna 'spor yaparak yağları kasa çevirdik' diyoruz. Ama yağ dokusundan kas yapmak imkânsızdır. Çünkü kaslar protein ile yapılır. Yağlar proteine dönmeyeceğine göre benim öne sürdüğüm teori doğrudur. Çünkü günün birinde, sporu bırakıp normalin üzerinde oluşturduğumuz kaslar kaybolmaya başlayınca göbeğimiz geri dönüyor. Hatta bu durumu profesyonel sporcuların, sporu bırakmalarından sonra yaşadıkları obezite probleminde de görebiliyoruz.

SPOR İLE YAĞLAR AZALIP KAS DOKUSU ARTABİLİR AMA DİYET VE SPOR AYNI ANDA YAPILDIĞINDA VÜCUT KAS OLUŞTURAMAZ!

Eğer kişi, vücut yapısının korunmasını sağlayan protein alımını azaltmadan, yani diyet yapmadan kas dokusunu geliştirecek spor hareketleri yaparsa, vücudun desteği olan beyaz yağ dokusu azalıp yerine kas dokusu ile destek oluşturulmaya başlanır. Bu durumda vücut, destek olarak oluşturduğu beyaz yağları, ihtiyacı kalmadığı için idrar ve terle vücut dışına atar. Bizim de beyaz yağlarımız yavaş yavaş azalır ve kaslarımız artar. Buna yağları kasa çevirmek denir.

Ancak spor yaptığımız dönemde diyet de yaparsak, bu kısıtlı beslenme ile vücut, günlük enerjisini bile zor karşılarken, kas dokusunu artıracak yapı malzemesini hiç bulamaz. Bu durumda yağlar kasa dönüşemez. Biz de basen ve göbeğimizden kurtulamayız.

Ancak kalorisiz beslenmeye uzun süre devam ederseniz, vücudun açlığa bağlı aşırı kilo kaybı nedeniyle destek ihtiyacı azalır ve vücut zaten enerji bulamadığı için bu düşük kalorili yağları da enerjiye çevirir. Bu durum vücudun hiç hoşuna gitmez. Fakat hayatını devam ettirmek için bu yağları kullanmak zorunda kalır. Savaş veya kıtlık gibi durumlarda da insanlar, yiyecek bulamadıkları için yenebilen her şeyi yerler ama bu durum onların hoşuna gidiyor demek değildir.

Beşinci Bölüm

BEDENDEKİ DEĞİŞİKLİKLERİN ANLAMI

Yağlanmak, her zaman kilo almak demek değildir!

Birçok memeli canlı kışın zor şartlarını güçsüz düşmeden geçirmek için yağlanır. İnsan vücudu da kışın daha yüksek enerjiye ihtiyacı olduğundan, bu tür şartlara uyum sağlamak üzere değişim gösterebilir ve hafif yağlanabilir. Ama bu yağlar beyaz yağ değil, cilt altında biriken kahverengi yağlardır. Baklava ve tatlının kış aylarında daha çok tüketilmesinin nedeni de vücudun kış şartlarına uyum sağlayabilmek için daha çok enerjiye ihtiyaç duymasıdır. En azından vücut ısısını 36 derecede tutabilmek için bile büyük bir enerjiye ihtiyaç duyulur.

Tatlı isteği aslında vücudun anlık enerji isteğidir!

Tatlı ikram edildiğinde ikramı yemek, 'ağız tadı'dır. İkramın ikinci kere tekrar edilmesini beklemek veya kendi kendine ikram etmek 'tatlı isteği'dir. Ağız tadı zarar vermez, tatlı isteği şişmanlatır.

Vücut hareket etmek, düşünmek, hatta kalbin atması, nefes alıp verme gibi hayati fonksiyonlar için bile şekere ihtiyaç duyar. Normal şartlarda hemen hemen yediğimiz her gıdadan, enzimler vasıtası ile şeker elde edilebilir. Hatta et türü yiyeceklerden bile proteinin yanında şeker de elde edilir. Kimi gıdalardan şeker elde etmek zorken, kimi gıdalardan şeker almak çok kolaydır. Vücudun ani enerji ihtiyacı varsa ve yemiş olduğumuz gıdalardan şeker elde etmesi çok uzun sürecekse, bu enerji ihtiyacını tatlı isteği olarak bize bildirir.

Tatlı isteği özellikle düşük kalorili beslenen, diyet yapan, uzun süre aç kalan kişilerde sıkça görülür. Vücudun enerji ihtiyacı birikir, birikir ve birden açığa çıkar. Kilolu kişilerde de enerji isteği fazladır. Bu istek bazen tatlı isteği, bazen hamur işi, ekmek, bazen de meyve isteği olarak algılanabilir. Bu her üç isteğin de altında yatan ana neden, sindirim sisteminin iyi çalışmamasıdır. Sindirim sistemi bozuk olan ve yediği gıdaları iyi sindiremeyen kişiler hem sık acıkırlar, hem de tatlı, hamur işi veya meyve isteği ile doludurlar.

Ani enerji isteğinin gelmemesi için sindirim yolu ile yeterince enerji, yani şekerin vücuda girmesi gereklidir. Sağlıklı beslenen kişilerde bu istek olmaz. Diğer yandan, arada bir tatlı yemek, bizim burada söz ettiğimiz türden bir tatlı isteği değildir. Her insan tadını sevdiği için çikolata veya tatlı yemek isteyebilir. Bu istek ile enerji ihtiyacı nedeniyle tatlı arzusu birbirine karıştırılmamalıdır.

Kilo artışı, enerji ihtiyacını da artırır!

Kilo artışı, yani bedenin fabrika ayarından fazla büyümesi her zaman enerji ihtiyacını artıran bir durumdur. Ayrıca kilo yapmak üzere birikmiş olan dolgu yağları, yani beyaz yağlar, pankreastan salgılanan insülin hormonunu tutucu bir etki de gösterir. Bu nedenle kandaki şeker hücre içine yeterince giremez ve sürekli bir şeker eksikliği hissedilir. Dolayısıyla ekmek, hamur işi gıdalar, tatlılar ve meyveler aslında kilolu insanların en çok sevdiği yiyeceklerdir. Çünkü bu yiyecekler ile tatlı ihtiyacı çok kolay karşılanır.

Doğada şekere en kolay ulaşabileceğimiz yiyeceklerin başında meyve gelir. Kilolu insanlar da genellikle meyveyi çok severler. Boş ve halen enerji ihtiyacı olan vücudun enerji ihtiyacını karşılamak adına, özellikle pişirmeye veya hazırlamaya ihtiyaç duyulmadığı ve geceleri çok kolay ulaşılabildiği için meyve yemek pratik bir tercihtir. Halbuki meyve früktozu, glikoza dönemez ve vücut tarafından glikoz kadar rahat kullanılamaz. Hatta gece yenen meyveler, kandaki trigliserid yüksekliğine neden olur, bu da kalp ve damar hastalıklarına bir davetiyedir.

Büyüme tamamlandıktan sonra neden şişiyoruz?

İkinci bölümün başında anlatmıştım. Vücudumuz DNA zincirimizde yazılı olan bir bedene uygun olarak büyüyor ve ideal bedene ulaşınca, yani fabrika ayarlarında yazılı bedene ulaşınca bu büyüme duruyordu. İnsana benzer diğer canlıları incelediğimizde de yetişkin çağdan sonra normal şartlar altında bu ideal beden kalıbını bozan çok az canlı olduğunu görüyoruz. İdeal bedeninden daha fazla genişleyebilen bu canlılardan bir tanesi de insan.

Çok yakınımızdan bir örnek vereyim, mesela evde baktığımız kedilerde ve köpeklerde de obeziteye rastlıyoruz. Halbuki doğaya baktığımızda, yani insan müdahalesi olmadığında, şişmanlayan bir hayvan göremeyiz.

Şişmanlık, dikkatli bakıldığında ağırlık artışının yanı sıra vücudun görünüşünün, yani beden şeklinin de bozulması ile kendini gösterir. Hatta biraz daha ayrıntıya girelim ve şişmanlığımızın ilk zamanlarını hatırlayalım. İlk önce bedenimiz genişledi ve biz kıyafetlerimiz dar geldiği için panik halinde kilomuzu ölçtük. Ama aslında ağırlığımız değişmemişti. Kilomuz çok değişmediği halde sadece mevcut giysilerimiz üzerimize olmamaya başlamıştı. Az yemeye dikkat ettiğimiz halde, mevcut kıyafetlerimizin içine sığacak kadar küçülmeyi başaramadık. Ardından yavaş yavaş kilomuz da artmaya başladı.

Tüm şişmanlamış kişiler bu anlattıklarımızı yaşamıştır. Ağır ağır kilomuz arttıkça biz de paniğe kapılmışızdır. Daha az yemeye başlayıp ara sıra tatlı krizlerine yakalanmışızdır. Ağır ağır artan kilomuz sonra birdenbire çok hızlı artmaya başlamıştır ve sonunda yaklaşık 10 kilo artışı ile ilk duraklamasını yapmıştır.

"Peki, bana ne oldu böyle, neden böyle bir şey yaşadım?" diye hep kendimize sorarız. Hep duymaz mıyız, "Ben 2-3 sene öncesine kadar incecik-tim. Sonra bir başladı kilo almam ve engelleyemedim." Diyen insanları?

Tartılma isteği kilo aldım mı diye şüphelendiğimiz zaman başlar ve kilo aldıkça devam eder. Az yemek yiyerek, kilo verme çabaları ile tartılmalar sıklaşır ve bu süreç bizi obeziteye kadar götürür.

VÜCUT İDEAL BEDEN ŞEKLİNİ KORUYAMAZSA KİLO ARTIŞININ YOLU AÇILIR!

İşin aslı, normal olarak bizim vücudumuz eğer çocuk obezitesi yaşamadıysa ideal bedene gelince büyümesini durdurmalı ve bu bedeni korumalıdır. Bu bedeni, yani ideal kalıbımızı korumak için, vücut belli aralıklarla kendisini gece bakımına alır ve bu kalıbımızı muhafaza etmek için çalışır.

Kalıbımızı muhafaza etmek için vücudun çevresini saran derinin belli bir sıkılıkta olması gerekir. Örneğin içi hava dolu bir balon bir süre sonra yumuşamaya ve artık şeklini koruyamamaya başlar. Ancak içerisine yeniden hava üflersek, diri formuna yeniden kavuşabilir. Vücudumuz da kendi deri yapısını koruyabilmek için kas, bağ dokusu ve deride bulunan kolajen ve elastinfibrilleri yenilemek zorundadır.

Vücut, iki nedenle beden yapısını koruyamaz:

1. Vücut ideal yapısını sağlıklı tutacak elementleri sindirim sistemi ile içeri sokamazsa,
2. Vücudun ideal yapısını sağlıklı tutacak bakım işlemini düzenleyen hormon sistemi iyi çalışmıyorsa yapıda gevşeme olur ve bu gevşeme ile bedenimiz gevşer ve genişler.

Kilo almamıza, yani aslında vücudumuzun genişlemesine hep fazla yağların neden olduğu düşünülür ama gerçek öyle değildir. Vücudumuzun %60'ı sudan oluşur. Yani şişmanlamamıza neden olan fazlalığın %40'ı gevşemeyi desteklemek için oluşan beyaz yağ iken diğer %60'ı sadece sudur.

Beyaz yağ genelde vücudun belirli bölgelerinde depolanır ve bedeni orta bölümden destekler. Bu bölgeler erkeklerde genelde göğüs ve göbek bölgesi, kadınlarda göbek, kalça ve basen bölgesidir. Depolanan %40 oranında beyaz yağa karşılık vücut %60 oranında su toplar. Bu su, tüm bedene yayılmış şekilde cilt altı bölgesinde, bej yağların arasında ödem oluşturur. Bu ödem cildimizin gerginleşmesini ve genişlemesini sağlar. Böylece vücudumuz yeni ve daha geniş bir bedene kavuşmuş olur. Anlayacağınız, 36 beden olan ölçümüz 38-40 bedene çıkmıştır.

Şişmanlama süreci de vücudun dengesini bu yeni bedende bulma işlemidir. Yaşamın devam edebilmesi için kaçmak ve kovalamak çok önemlidir. Tehlikeden kaçmalıyız ve yemek için yakalamalıyız. Kaçma ve kovalama işleminin rahat yapılabilmesi için, vücudun belli bir sıkılıkta, yani balansta olması gerekir. Vücudumuz bu balans ayarını boşlukları doldurarak yapar. Dolayısıyla bu bedende dengelendiğini hisseden vücudumuz, kendi yapısını yine bu bedende korumaya çalışır.

Diyet ile ağırlık kaybetsek dahi, vücut dengesini bulduğu ağırlıktaki kilosuna geri dönmeye çalışır. Çünkü diyet ile kaybedilen ağırlık bedenin içini boşaltmış ve tekrar boşluklar oluşturmuştur. Bu kayıp, büyük oranda su ve bir miktar, kolaylıkla enerjiye dönüştürülebilen dokulardan oluşur. Kolaylıkla enerjiye dönüştürülebilen dokular kaslar, bağ dokuları, cilt altı yağ dokularıdır. Bu nedenle ağır diyetler sonrası yüzümüzde çökme, cildimizde gevşeme meydana gelir. Bütün bu kayıplardan sonra beden aynı genişlikte kalmıştır. Bu nedenle vücudumuz en ufak bir fırsatta boşlukları doldurup balansını sağlamak için ağırlık artırma yolunu seçer.

Hatta vücut dengesini bulmakta çok zorlanırsa ve diyet nedeniyle yapısını koruyacak destek dokulardan fazla kayıp yaşarsa, o zaman bir beden yukarıda kendini destekleyebildiği için bir beden daha büyür ve daha da fazla kilo alır. İşte bu nedenle 5 kilo verdim 10 kilo aldım diyen insanlar duyarız.

'Su içsem yarıyor, o hale geldim' durumu bir şehir efsanesi değildir!

İlk başlarda, yani beyaz yağın oluşturulması döneminde, kilo almamız yavaş yavaş olur. Çünkü biz genişleyen bedenimizle panik halinde, az yemeye çalışırız ve vücudumuz bu yağı oluşturacak şekeri yeterince bulamaz. Her tatlı krizinin ardından vücut biraz daha fazla yağ oluşturur ve böylece biz, azar azar da olsa kilo almaya başlarız.

Vücudumuzun %60'ı su olduğu için, her oluşturduğu 4 kilo yağa karşılık 6 kilo da su tutması lazımdır. Bu nedenle, ilk başlarda azar azar artan kilomuz, sonrasında birden toplam 10 kilo artışa ulaşır. İşte bu hızlı kilo artışının olduğu dönemde vücut, artık yağa karşılık su tutmaya başlamıştır. Bu yüzden de bu döneme 'su içsem yarıyor hale geldim' dönemi denir. Anlayacağınız bu söz bir şehir efsanesi değil, aslında gerçektir.

Dikkat ederseniz, yaklaşık 10 kiloluk artıştan sonra bir müddet yediklerimize dikkat etmesek de çok tatlı ve ekmek yesek de kilo artışı olmaz. Çünkü vücudumuz bir başka gevşeme dönemine kadar, bu yeni kalıbını korumaya çalışır. Az yersek biraz kilo verir, çok yersek eski kilosuna geri döner ve bu kısır döngü ile mevcut durumu korumaya çalışır.

Daima %40 beyaz yağ depolamaya karşılık %60 su artışı oranında kilo alırız. Tabii ki her gevşeme dönemiyle birlikte vücuttaki deformasyon çok daha fazla olur. Bu nedenle, takip eden artışlarda sadece 10 kilo değil, bazen daha fazla kilo artışları da yaşayabiliriz.

Bilmemiz gereken en önemli şey, vücudumuzun şekerden bu beyaz yağı oluştururken, bunu sadece kendisini diri tutacak bir dolgu maddesi oluşturmak için yaptığıdır. Eğer vücudumuzda bir gevşeme dönemi yoksa ne kadar çok şeker, yemek, ekmek yesek de beyaz yağ oluşturmaz. Biz aç kalmaya veya diyet yapmaya başlasak da bu oluşturduğu beyaz yağı enerjiye döndürmez, çünkü beyaz yağ bir dolgu maddesidir, yedek enerji değil. Bu yüzden diyet ve sporla yani az kalori alarak ve kalori harcayarak yapılan zayıflamalarda, göbek ve basen kalır, diğer yerler incelir.

Kilo artışını etkileyen pek çok faktör ve olaylar zinciri var!

En önemli faktör yetersiz beslenmektir. Eğer yeterli ve düzgün beslenmezseniz, yani vücudun formunu koruyabilmesi için gerekli protein, yağ, vitaminler ve mineralleri içeren yiyecekler tüketmezseniz, vücudunuz bu malzemeler olmadığı için kendini diri tutamaz. Beden gevşer ve balansını, yani beden dengesini sağlayabilmek adına kilo alma dönemine girer ve oluşan boşlukları doldurur.

Yeterli beslenseniz dahi, eğer sindirim sisteminiz düzgün çalışmıyorsa, siz yine vücudun formunu koruyabilmesi için gerekli protein, yağ, vitaminler ve mineralleri vücut içine alamıyorsunuz demektir. Bu şekilde de gevşeme ve kilo alma dönemine girersiniz.

Düzgün besleniyor ve sindirim sisteminiz de düzgün çalışıyor olsa dahi hep geç yemek yerseniz, bu malzemelerin sindirimi bazen 10 saati bulduğu için doğru zamanda vücuda giremez ve vücut bunları yapılandırmada kullanamaz. Vücudumuz yapılandırmasını gece saat 23.00-02.00 arasında uykudayken yapar. Dolayısıyla siz yine gevşeyip kilo alma dönemine girersiniz. Kısaca, hayat ritminde yaptığınız ani değişiklikler vücudun yapısını koruyamamasını sağlar. Böylece yapı bozulduğu için, gevşemenize ve kilo almanıza neden olur. Kilo almak, fazla yediğiniz yemeklerin depolanması olayı değil, vücut yapısının tekrardan dengeli hale gelmesi için ağırlığının artırılması olayıdır.

Hareketsizliğin kilo aldırdığı doğrudur ama sanılanın aksine, yediğiniz gıdalar harcanamadığı için kilo alınmaz. Kalori hesabı yapıp az yemek yiyerek hareketsiz kalmak da sanıldığının aksine kilo almaya engel olmaz.

Harekete ihtiyacı olan aslında sindirim sisteminin kendisidir. Bağırsak çevresinde çok güçlü kaslar yoktur. Bunları harekete geçirmek için az da olsa hareket etmemiz gerekir. Hastanede yatan hastaların günde birkaç defa koridorda yürütülmesinin bir nedeni de budur. Hareket, sindirim sisteminin daha iyi çalışmasını, zor sindirilen protein ve yağların sindiriminin gerçekleşmesini sağlar. Ancak bu şekilde bu malzemeler, vücut içine girebilir.

Eğer çok hareketsiz kalırsak bağırsaklardaki gıdalar, sindirim yolu ile vücut içine giremez ve vücudumuz formunu korumasını sağlayacak malzemeleri alamaz. Sonucunda bedenimiz genişler ve kilo alma dönemine gireriz.

Bir hastalığa veya yapılan bir ameliyata bağlı şişmanlıkta da yine hareketsizlik sonucu sindirim sistemi düzgün çalışmamaya başlayabilir. Buna bağlı olarak, vücudun yapısını korumaya yarayan besinler emilemez. Böylece vücut geçici bir süre kendi yapısını koruyamaz ve sonuçta yaklaşık 10 kiloluk bir ağırlık artışı olur.

Çok büyük stres yaşamak, çok aktif bir iş yaşamından çok pasif bir iş yaşamına geçmek gibi değişiklikler, evlilik döneminde hareketsizlik veya eşiyle beraber yemek uğruna gündüz aç gezme, eşin yemek kültürü farkından dolayı sindirim sisteminin düzgün çalışamaması gibi nedenlerle vücut diri yapısını korumakta zorlanabilir ve gevşeyerek kilo alma dönemine girmemize neden olur.

Sporu bırakmak da vücudun yapısını etkiler. Aktif spor yapılan dönemde bağırsak sistemi, sindirim için daha fazla harekete ihtiyaç duyacak şekilde davranmaya alışmıştır. Sporun bırakılmasının ardından vücut hareketleri de azalınca sindirim sistemi bocalar ve spor yapılan dönemdeki kadar düzgün çalışamaz. Bu durum da vücut bütünlüğünün bozulması ve sonra kilo alma dönemine girilmesine neden olur.

Çeşitli ilaçların kullanımı da sindirim sistemini kötü etkileyebilir ve dolaylı bir şişmanlığa neden olabilir. Yaşlanmaya bağlı kilo artışı da aynı mantıkta oluşmaktadır. Belirli bir yaştan sonra vücut, kendi yapısını aynı dirilikte tutamaz ve bir miktar genişler. Vücut, genişlediği bölgeleri doldurduğunda da ağırlık artışı olur. Genel anlamda baktığımızda yaş ilerledikçe vücuda gelen 10 kilo kadar bir fazlalık büyük çoğunlukla vardır. Kadınlarda menopoz döneminde görülen şişmanlamayı da aynı şekilde açıklayabiliriz. Hormon sistemi iyi çalışmamaya başladığı için vücudu sıkı tutmaya yarayan kolajen ve elastin fibril yeterince üretilemez. Bu durumun sonucunda vücut bir miktar genişler ve ağırlık da yaklaşık 10 kilo kadar artmış olur.

Sigara kullananların birden sigarayı bırakmasına bağlı kilo artışı da olur. Bu durumu incelediğimizde, sigara kullanırken çok içecek tükettiğimizi ama kimyasal bir etki veya baskı ile çok açlık hissetmediğimizi, dolayısıyla daha az miktarda yemek yediğimizi görürüz. Daha az miktarda yemek yediğimiz ve ara öğün almadığımız için vücudumuz, yediklerimizin tamamını sindirebilir. Fakat sigarayı bırakınca bu kimyasal etki ortadan kalkar ve daha sık acıkmaya başlarız. Daha sık acıkınca aralarda atıştırmalar başlar. Bu atıştırmalar ana öğünde yediğimiz yiyeceklerin tam anlamıyla sindirilmesini önler. Vücut kendi yapısını koruyacak yiyecekler sindirilemeden atıldığı için yapısını koruyamaz ve genişler. Yaklaşık 10 kilo ağırlık artışı ile kişi şişmanlar.

Bir diğer şişmanlama nedeni de hayatımızın ritminin bozulmasıdır. Doğa bir ritim ile yaşar, mevsimler bir ritimdir, gece gündüz bir ritimdir. Doğadaki tüm canlılara baktığınızda bir ritimde hayatlarını devam ettirdiklerini görürsünüz. Zor şartlara en iyi uyum sağlayan ise aslında insandır. Gece nöbete de kalır. Bazen gece yarılarına kadar ders çalışır, bazen sabahlara kadar eğlenir ve sabaha karşı uyur. Ama tüm bu işlemleri bile belli bir ritimde yapar. Mesela gece nöbete kaldığı dönemler bellidir. İş yaşamında bir vardiya, yani ritim ile nöbeti vardır, bir süre sonra artık nöbet yoktur.

Ders çalışılması gereken ve eğlenilen dönemler de bellidir. Mesela kış aylarında okulların açık olduğu periyot, ders çalışılması gereken sınav dönemleri hep bellidir. Sınavlar biter, eğlenme dönemi başlar. Ancak okuldan mezun olup iş bulamazsak veya bulduğumuz iş bizim okul dönemi ritmimize çok uyumsuz bir çalışma dönemi gerektiriyorsa, evlilik sonrası bekârlığımızdaki yaşamımız tamamen değişip çok düzenli bir yaşama geçtiysek, bu ritimlerde büyük değişiklikler yaşanmış olur.

İşte bu gibi durumlarda vücut, kendi alışık olduğu ritmini tutturamaz ve bu da vücutta bazı değişikliklere neden olur. En basit değişiklik sindirim sistemi ve hormon sisteminde olur. Bu nedenle, beden sağlıklı formda tutulamaz ve gevşeme dönemine girer. Sonucu şişmanlamaktır.

Neden bazı kişiler hiç şişmanlamaz, hep ideal bedende kalır?

Şişmanlamayan kişiler, sindirim sistemleri ve endokrin sistemleri henüz hasara uğramadığı için, yedikleri yiyeceklerde besin değeri yüksek olanları da sindirebilirler. Böylece bozulan dokuları kendilerini tamir edebildiği için, vücudu ideal bedende tutabilirler.

Ayrıca şişmanlamayan kişiler acıktıkça yerler, ara öğün tüketmezler, sofradan az doymuş şekilde kalkmazlar, açık büfede normal etli ve besleyici yemeklerini yedikten sonra canları isterse tatlı da yerler. Şişmanlar gibi sadece salata yiyip sonra tatlıyı hak ettik zannetmezler. Dolayısıyla çok daha çeşitli beslenirler. Kilo problemi yaşamadıkları için de daha hareketlidirler. En önemlisi, vücutları halen her türlü gıdayı sindirebilmek için sindirim enzimi üretmeye devam ediyordur. Bağırsaklarının çevresinde çok yağ birikmediği için, bağırsaklar sıkışmadan rahat rahat çalışmaktadır. Böylelikle çok yedikleri halde kilo almazlar, çok tatlı tükettikleri halde yağlanmazlar.

Bir diğer neden de kendi ideal beden yapılarını bozmamalarıdır. Gevşememiş bir vücut formu, dolgu maddesine ihtiyaç duymaz, bu nedenle de yedikleri şeker yağa çevrilmez.

Aynı kişiler günün birinde yaptıkları yanlışlarla kendi vücut bütünlüklerini, yani vücut yapılarını koruyan kas, bağ dokusu ve elastin kolajen liflerin yapısını koruyacak maddeleri vücut içine alamazlarsa, yani sindirim sistemini bozarlarsa aynı kötü son onları da beklemektedir. Bir kişiyi obez yapmanın en kolay yolu, onlara biraz kilo mu aldın diye sormaktır. İşte o anda kilo verme çabasına girip her gün tartılırlar, daha az yemeye ve özellikle besleyici gıdaları yememeye çalışırlar, dengelerini bozarak obeziteye doğru yol alırlar.

"OBEZİTE BİR HASTALIKTIR VE HİÇBİR HASTALIK, HASTA AÇ BIRAKILARAK İYİLEŞTİRİLEMEZ!"
PROF. DR. HAMİT ÖZGÖNÜL

Kilo problemi, ideal bedeni bozduğumuz anda başlar. Özellikle vücudumuzda olmaması gereken beyaz yağ tabakaları oluşmaya başladıysa, o zaman bedenimizi saran bağ dokusu gevşedi ve genişledi, dik durmak amacı ile oluşan gevşekliğin içini doldurmaya başladı demektir. Dikkat ettiyseniz, kilo aldıysanız demiyorum, sadece ideal beden gevşediyse dedim. Ağırlık, yani ölçtüğümüz kilo aslında bedenimizin içerisindeki kas dokusu, bağ dokusu, kemik dokusu, yağ dokuları, iç organlarının ve vücudumuzdaki suyun toplam ağırlığıdır.

Bu dokuların özgül ağırlıkları farklıdır. Mesela kas dokusunun özgül ağırlığı fazladır, yağ dokusunun özgül ağırlığı azdır. Bedenimizin içinde ağır dokular daha fazla ise kilomuz da daha fazla olabilir. Ama hafif dokular fazla ise görünüşümüz aynı olsa da tartıda daha az kilolu çıkabiliriz. Bu nedenle, kişilerin boyu ve bedeni aynı olduğu halde kiloları farklı olabilir.

Bedenimizin bu bölümü normalden küçük, başka bir bölümü, yani göbek, basen veya kalça bölümümüz normalden büyükse, kilo problemi yaşıyorsunuz demektir. Bu problem, normal hayatınıza devam ederken, yani normal beslenmeye devam ederken daha fazla büyümüyorsa, bu kabul edilebilir bir şeydir. Ama diyet yaparak, çok dikkatli beslenerek veya sürekli spor yaparak bu problemin büyümemesini sağlıyorsanız, sizde ciddi bir problem yaşanıyor ve ileride bu problem artacak demektir.

Yani, benim sadece biraz bölgesel kilolarım var ve bunun büyümemesi için çaba sarf etmem gerekli diyorsanız, sorunlarınız başladı demektir. Hiç kimsenin sadece 2-3 kilo veya 5-6 kilo fazlalığı yoktur. O problem aslında buz dağının görünen kısmıdır. Kaliteli beslenmezseniz, üstüne bir de diyet ve spor yaparsanız olacak tek şey bu problemin büyümesidir. Birçok sağlıklı insan 2-3 kilo vereceğim diye diyet ve spor yaparak, bir sabah obezite problemi ile uyanabilir. Unutmayın, obez olanların hemen hemen hepsinin, geçmişte çok güzel kilo verme anıları vardır.

Obezitenin tanımı doğru dürüst yapılmıyor. Tıpkı neden şişmanladığımız sorusuna doğru yanıt verilmediği gibi. Böylece herkes diyetin mantığının yanlış olup olmadığını yeterince sorgulamadan, kulaktan dolma diyet çözümlerine başvurabiliyor. Sonuçta diyet yapmamış bir beden, sağlıklı dokuları fazla olduğundan, aç kaldığı takdirde bu dokuları enerjiye çevirebildiği için kolaylıkla ağırlık kaybedebiliyor. Ama ilerleyen zamanlarda sağlıklı dokular azaldıkça kilo kayıpları da yavaşlıyor ve hep 5 kilo ver 10 kilo allarla geçen zamanlar ve hikâye daima malum şekilde sonlanıyor.

DİYET YAPMAK, ZATEN İDEAL YAPISI BOZULMAYA BAŞLAMIŞ VE GENİŞLEME DÖNEMİNE GİRMİŞ VÜCUDUMUZA YAPILABİLECEK EN BÜYÜK YANLIŞTIR!

Şişmanlamanın ilk belirtisi olan gevşeme ve hacim olarak büyüme döneminde kıyafetler dar gelmeye başlamış ama henüz ağırlık artmamıştır. Bu erken fazda yapılacak en büyük yanlış, diyettir. Vücut zaten yapısını koruyabilmesi için yeterli miktarda malzemeyi sindirim yolu ile alamamış olduğu için genişleme dönemine girmiştir.

Vücudu bir fabrika gibi düşünelim. Fabrikanın üretim yapamamasının nedeninin hammadde eksikliği olduğunu bile bile fabrikaya hammadde girişini engellemek ne kadar akıl ve mantığa aykırı görünüyorsa, bu dönemde diyet yapmak da o kadar akıl ve mantığa aykırıdır.

Diyet yaparsanız, halihazırda gevşemiş ve hacmi büyümüş olan bedenin içerisini doldurmasını geçici olarak engelleyebilirsiniz. Aldığınız enerji harcadığınızdan az olursa, fizik kanununa göre zaten ağırlığınızın artması mümkün değildir. Ama diyet yaparak başka şeyleri tetiklersiniz.

Zaten yeteri kadar aminoasit, yağ, vitamin, mineral vs. olmadığı için kendi yapısını koruyamamış bir vücuda ihtiyacından daha azını vermeye başlarsanız, ağırlık kontrolünü sağladığınız yönünde bir yanılgıya düşersiniz. Belki ağırlık kontrolünü geçici olarak sağlamış olabilirsiniz ama kesinlikle beden kontrolünü kaybedersiniz. Çünkü aslında vücuda daha büyük bir travma yaşatır ve daha çok gevşeyip, hacim olarak daha fazla büyümesine neden olursunuz.

Diyet yaptığınızda kilo kontrolünü sağladığınız yanılgısına düşmenizin nedeni, aslında vücudun boşlukları doldurmak için kullanacağı yağın oluşumunu yavaşlatmış olmanızdır. Ancak bu şekilde çok uzun süre dayanamazsınız. Çok büyük olasılıkla ihtiyaç duyduğu yapı malzemelerinden yoksun kalan vücut, bir süre sonra çok yoğun bir tatlı krizine girerek sizi diyetten vazgeçmek zorunda bırakacaktır.

Vücudumuz, aldığı fazla şekeri her zaman yağa çevirmez

Hemen hemen tüm zayıflama kitaplarında görebileceğiniz bir bilgi var; "Ekmek, hamur işi, tatlı gibi yiyecekleri çok yerseniz vücut bu yiyeceklerin fazlasını yedek enerji olarak depolar..." derler. Eğer vücudun gerçekten böyle bir davranışı olsaydı, çok iştahlı olan kişiler 1000-1500 kg, hatta çok daha ağır olmaz mıydı?

Kendinizden örnek alın, uzun süre aynı kiloda kaldığınız hiç olmadı mı? Kesinlikle olmuştur. Sabah aç karnına ve yemekten sonra ölçülen kilolar daima değişir. Hatta 1-2 kilo oynar. Bu aslında bizim kilo aldığımızı ya da verdiğimizi göstermez. Kilo almak demek 60'lı kilolardan 70'li kilolara veya 80'li kilolara çıkmak demektir. Yani kilo almış olmak için aşağı yukarı bir 10 kilo artış olması gerekir. Yoksa seyahatte, uçak yolculuğu sonrası, kadınların âdet dönemlerinde veya çok kaçırdığımız bir yemek sonrası, ağırlığımızda 3-4 kilo bile fark olabilir. Ama bu durum, yediklerinize hiç dikkat etmeseniz bile bir müddet sonra normale dönecektir. Çünkü aslında bedeniniz değişmemiştir. Bedeniniz değişmeden ağırlığınızın kalıcı şekilde artması mümkün değildir, eninde sonunda normal haline döner. Bir oturuşta 10 kilo baklava yerseniz bile birkaç gün içerisinde eski kilonuza dönmüş olursunuz.

Eğer vücut genişlemiyorsa, yani yapısını koruyorsa veya yapısını koruyacak malzemeyi (kas, bağ dokusu, kolajen ve elastin fibrilleri) oluşturmaya devam edebiliyorsa o zaman beyaz yağ oluşturması için bir neden yoktur. Beyaz yağ oluşturmadığı için de vücudun ağırlığı artmaz ve şişmanlamaz. Zayıf insanlar da bu şekilde her şeyi yiyerek zayıf kalmayı başarırlar.

İnsanların vücutlarında yedek enerji biriktirmesi aslında imkânsız değildir. Örneğin Afrika'da açlık çeken kabilelere baktığımızda, her insanda ortada kocaman bir göbek ve tezat şekilde ince kol ve bacaklar görürüz. Bu form dede, baba ve torunda hep aynıdır, değişmez. Bu insanlar, gerçekten zor şartlar oluşunca hayatlarını devam ettirebilmek için, yedek enerji deposu olarak karaciğerlerinde glikojen depolarlar. Zor şartlara uyum sağlamak üzere değişmek zorunda kalmışlardır. Onların durumu günümüz şişmanlığı ile hiç alakalı değildir.

Bu değişimi tetikleyen neden, Afrika'daki insanların bulabildikleri yiyecekleri barındıkları alanda saklamalarının imkânsız olmasıdır. Ya yiyecek maddeleri bozulur ya da diğer kişiler tarafından çalınabilir. Yiyecekleri saklamanın en kolay ve diğer yöntemlere nazaran en tehlikesiz yolu, yediklerini vücutlarında biriktirmektir. Böylelikle çok daha uzun süre açlığa dayanabilirler.

DİYET, İNSANOĞLUNUN BEDENİNE YAPTIĞI EN BÜYÜK İHANETTİR VE BU İHANETİN BEDELİ ÇOK AĞIR(LAŞARAK) ÖDENİR.

Ara öğünler sindirim sistemini tembelleştirir!

Birçok diyette ara öğün verilir. Ne için verildiği de doğru dürüst anlatılmaz. Genelde çok sık yemenin metabolizmayı hızlandırdığı, bunun da kilo vermeye yardımcı olduğu sanılır. Oysa vücut metabolizmasının, küçülmek için daha hızlı çalışan bir sindirim sistemine ihtiyacı yoktur. Tam aksine, yediğimiz yemeklerin sindirimi için sindirim sistemine yeterli süre verilmesine ihtiyaç vardır. Ev hanımları iyi bilir, bazı yemekleri pişirmek saatlerimizi alabilir. Tıpkı bir yemeğin pişme süresi gibi, sindirim sistemimiz de yediklerimizi bağırsaklardan emebilmesi için bu yediklerimizin ortalama, 5-10 saatlik bir sindirim operasyonu ile yoğurması, parçalaması ve enzim ve bakterilerle mayalaması gereklidir.

Vücut bu işlemini, öncelikle ağzımızda bulunan dişler ve tükürük bezleri ile başlatır. Sonrasında da mide asit salgılayarak eritir, yediklerimizi mekanik olarak yoğurur. Ardından sindirim ve safra enzimleri ile karıştırır. En sonda da incebağırsaklarda bulunan vücuda yararlı bakteriler yardımı ile yediklerimizi çürüterek yapar. Ancak tüm bu sindirim işlemlerinden geçtikten sonra besinler incebağırsakların iç yüzeyinde bulunan mikron kadar ince girinti çıkıntı arasındaki deliklerden emilebilir. Eğer bu işlem önden tamamlanamazsa yediğimiz hiçbir gıda vücudumuzun içine giremez.

Yediğimiz her gıda farklı sürelerde mayalanır ve parçalanır. Yediğimiz her besinin emilime hazır hale getirilmesi için farklı sürelere ihtiyacı vardır. Ev hanımlarının da çok iyi bildiği gibi, her yemeğin pişme süresi farklıdır. Aynı şekilde, her yemeğin emilime uygun hale gelme süresi de farklıdır.

Ana öğünlerde yediğimiz yiyecekleri, bir konsere girmek için sıraya girmiş vatandaşlar olarak düşünelim. Sıranın en başında kolay sindirilen karbonhidrat grubu, arkasında da en zor sindirilen ama vücudun yapısını korumak için özellikle ihtiyaç duyduğu aminoasitler, yağ asitlerine dönüşmüş yağlar, vitamin ve mineraller olarak sıralanmışlardır. Normal şartlarda her biri içeri girebilmek için sıranın kendisine gelmesini bekler.

Ara öğünler ise genelde atıştırmalık veya meyve gibi karbonhidrat ağırlıklı, kolay bulunan ve sindirilen yiyeceklerdir. Önceden yiyip sindirmiş olduğumuz yiyecekler içeri girmek için sırasını beklerken biz bir ara öğün yersek, konser alanına bir grup karbonhidrat daha gelecektir. Uyanık karbonhidratlar mevcut sırada en öne kaynar ve hemen içeri girerler. Eğer araya kaynayan karbonhidratların önü kesilmezse, arkada bekleyen protein, yağ, vitamin ve mineraller asla içeri giremezler. Bu durumda da yemeğin en değerli kısmı sindirilmemiş olur. Oysa bizim beden bütünlüğümüzü korumak için bu gıdalara ihtiyacımız vardır.

İşte ara öğünün yaptığı da tam olarak budur. Ara öğünler yediğimiz sürece, bir önceki ana öğün içerisindeki besleyici değeri fazla ve vücudun çok çalışıp sindirime hazır hale getirdiği yiyeceklerin emilmesine hiçbir zaman sıra gelmez.

Üstelik hazmı çok kolay olan karbonhidrat türü gıdalar kan şekerini çabuk yükselttiği için, kan şekeri daha fazla yükselmesin diye vücut emilimi durdurur. Böylece hem ana öğünde hem de ara öğün ile yediklerimizin sadece hazmı kolay olan karbonhidrat kısmını almış oluruz. Siz istediğiniz kadar çok sağlıklı beslendiğinizi düşünün, vücut gizli gizli karbonhidrat ağırlıklı beslenir. Vücudu güçlendirecek, organ hasarlarını giderecek, dokuları tamir edecek yiyecekler içeri gelmediği, yerine sadece geçici olarak enerji veren şekeri ihtiva eden yiyecekler içeri girdiği için, küçülmek bir yana, vücut gün geçtikçe zayıf düşer ve hastalıklara karşı direnci de düşük olur.

Son yapılan araştırmalarda diyabet (şeker) hastalarına önerilen ara öğünlerin daha zararlı olduğu görüşü ağırlık kazanmaya başlamıştır. Başka bir görüş de ara öğünler aracılığıyla azar azar ve sık sık yiyerek vücudumuzun az yemeye alışacağıdır. Vücudumuz az yemeye alışmaz, aksine, sadece zor sindirilen gıdaların sindirimi için gerekli olan enzimlerin üretimini durdurur. Ara öğünlerle beslendiğimizde vücudumuz bir müddet sonra "nasıl olsa karbonhidrat ağırlıklı besleniliyor, bu nedenle benim diğer gıdaları sindirmek için enzim üretmeme gerek yok" diye düşünür. Besleyici değeri yüksek gıdaların sindirimi için kullanılacak enzimleri, üretmemeye başlar. Yediğimiz kaliteli besinleri sindirecek enzimlerden yoksun kaldığımızda, ne kadar kaliteli beslenirsek beslenelim, vücut bu besinleri sindiremediği için bu besinler emilmeden dışarı atacaktır.

Kilolu insanların kolay kolay doymamasının nedeni de sindirim sistemlerinin tembelleşmiş ve karbonhidrat harici gıdaları sindirecek enzimleri artık üretmiyor olmasıdır. Özellikle protein ve esansiyel yağ sindirimi azaldığı için daha fazla miktarda yemeye ve daha geç doymaya başlarlar. Sofrada ekmek, makarna veya pilav yoksa doyma hissi de yoktur. Tıka basa yeseler bile besleyici değeri yüksek olan ve yavaş sindirilen besinleri sindirip içeri alamadıkları için de daha çabuk acıkan bir bünyeye sahip olmuşlardır.

Çocuk beslenmesinde de doktorların tavsiyesi, belli bir aydan sonra, özellikle ek gıdalara başlandıktan sonra iki öğün arasında, en az 4 saat ara olmasıdır. Eğer çok sık beslenme olursa iki öğündeki gıdalar karışır ve sindirim problemleri başlar denir.

ARA ÖĞÜNLERİ YEMEKTE ISRARCI OLURSANIZ OBEZİTEYE DOĞRU BİR YOLCULUĞA ÇIKIYORSUNUZ DEMEKTİR.

Açlık hissini yatıştırmak enerji ihtiyacını gidermez

Açlık, aslında vücudun enerji ihtiyacını gösteren bir sinyalidir. Ne kadar çok enerjiye ihtiyaç duyarsak, o kadar acıkırız. Açlık vücudun enerji ihtiyacını belirten bir duygudur. İştah ise vücudun ne gibi gıdalara ne kadar ihtiyacı olduğuna yönlendiren bir duygudur. Acıkırız, bu, açlık hissidir. Ama ne kadar yiyecekle doymamız gerektiğine iştah karar verir. Bu nedenle, acıkınca iştah bitene kadar yemek yememiz ve sonrasında hareketimizi de yaparak bu yediklerimizi sindirmemiz gereklidir.

Vücudumuzun enerji ihtiyacı günden güne değişiklik gösterir. Bazen bedenen çok çalıştığımızda çok acıkırız, bazen bedenen çok aktif değilizdir ama beynimiz sürekli sorunlar ile meşguldür, o zaman yine çok acıkırız. Bazen de çok sakin bir gün geçiririz hiç acıkmayız.

Açlık hissinin geçmesi için tek yol yemek yiyerek vücuda enerji vermektir. Nasıl ki bir arabaya enerji veren yakıt ise, vücudumuzun yakıtı da kandaki şekerdir. Vücudumuz şekeri kullanarak hareket eder, konuşur, düşünür, iş yapar. Hatta yaşamın devamı için beynimizin, kalbimizin ve diğer organlarımızın çalışmasını sağlayan da şekerdir.

Yakıtı azalan bir arabada benzin göstergesindeki kırmızı ışık yanarak bizi uyarır. Kan şekerimiz düşmeye başladığında da beynimiz bize açlık hissi aracılığı ile bir uyarı verir ve yemek aramaya başlarız. Yemek yediğimizde bu uyarı gittikçe azalır ve sonunda açlık hissi de biter.

Eğer biz bir iki lokma yiyip sadece açlığımızı yatıştırdıysak, sofradan tam doymadan kalktıysak, yani arabamıza benzin istasyonunda sadece 2-3 litrelik benzin aldıysak, çok kısa bir süre sonra tekrar acıkırız. Çünkü yediklerimiz açlığımızı azaltmış ama gidermek için yeterli gelmemiştir.

Bazı diyetisyenler çok yanlış bir yönlendirme yapar. Yemeklerden önce açlık hissinizi azaltmak için bol su içerek midenizi doldurmanızı önerirler. Midenizde ihtiyaç duyduğu kadar yemek için yer kalmazsa gece vücudun onarılmasında kullanılacak protein, yağ, vitamin ve mineralleri yeterli miktarda alamayacağınızı unutmayın. Vücudumuzun çok yemeğe ihtiyacı var. Bu yemekler ile gençleşecek, sıkılaşacak ve ideal bedenimize geri döneceğiz.

Unutmayın, her fazla kaliteli lokma, sizi daha çabuk küçültecektir. Aynı annenizin dediği gibi, "Haydi bir lokma daha, senin büyümen lazım..." Ben de size, "Haydi bir lokma daha, sizin küçülmeniz lazım" diyorum...

Yeri gelmişken tekrar söyleyeyim: Siz siz olun, diyetisyenlerin önerdiği her şeye şüpheyle yaklaşın. Çünkü amacı kilo verdirmek olan tüm öneriler, daha az yedirmeye, daha az kalorili ve daha az besleyici gıda yedirmeye, yediklerinizin sindirimini engellemeye ve vücudu daha çok çalıştırıp daha az enerji verici gıdalar ile beslemeye yöneliktir.

Anlayacağınız, kulağın özel bir noktasına iğne batırıp uyarmak ve açlığa daha kolay dayanmasını sağlamak, mideyi yemeden önce su veya salata ile doldurmak açlığı gidermez. Açlık hissinin geçmesi için sofrada tam doyana kadar gereksinmeniz olan besleyici besinleri yemek gereklidir.

İNSANOĞLUNUN BİR KİLO ALMA KAPASİTESİ VARDIR, O NEDENLE SONSUZA KADAR ŞİŞMANLAYAMAYIZ!

Şişmanlamanın da bir limiti var!

Vücudun ihtiyacı olan günlük enerji ve yapı malzemelerinin bir üst limiti olduğu gibi aynı zamanda bedenin ne kadar çok genişleyebileceğinin, yani şişmanlayabileceğinin de bir üst limiti vardır. Çünkü şişmanlama döneminde, vücudumuzdaki hücre sayısında bir artış görülmez. Yani vücudumuzu saran derimizdeki hücre sayısı veya derinin altındaki yağ hücrelerinin sayısında bir artış olmaz. Bu hücreler şişmanlama döneminde yalnızca genişler ve deforme olur. Bir yağ hücresi ancak kendisinin 40 katı kadar büyüyebilir ve derimiz de belirli bir potansiyele kadar genişlemeyi tolore edebilir.

Eğer öğünlerimizde fazladan yediğimiz her lokma bizi şişmanlatıyor olsaydı, yani bazı diyetisyenlerin iddia ettiği gibi aldığımız fazla kaloriler vücudumuza yağ olarak geri dönüyor olsaydı, ağırlığımızın da sonsuza dek artmaya devam etmesi gerekirdi. Kilolu insanların da yemek yemeye devam ettikçe, 1000 hatta 1500 kiloya ulaşması gerekirdi. Vücut, hücre sayısında bir artış olmadan hiçbir zaman bu kadar genişlemez. Bu nedenle de en kilolu insanlar bile maksimum 500-600 kiloya ulaşabilir.

Öğün atlamak, ödemediğimiz veya ödemeyi unuttuğumuz bir fatura gibidir. Ödemediğimiz için ondan kurtulamayız, eninde sonunda karşımıza çıkar ve ödemek zorunda kalırız. Hatta çok fazla fatura atlarsak, karşımıza faizi ile birlikte çıkar, bu faiz aşırı bir iştah artışı veya anormal bir tatlı isteği de olabilir. Zaten öğün atlamak bizi asla zayıflatmaz, sadece zayıf düşürerek daha çok şişmanlamamıza neden olabilir.

Bizim önerdiğimiz sistem ile bedenin küçülmesi, her zaman kilo kaybından önce gerçekleşir. Yani bedenimiz önce genişlemiş ve deforme olmuş hücrelerini tamir ederek küçülür, ardından da bize sonradan dolgu maddesi olarak gelen beyaz yağlar ve beraberinde gelen suları dışarı atarak ağırlığını azaltır. Yani sadece gitmesini istediğimiz bölgeler kaybolur ve vücudumuz eski şekline geri döner.

Önce kilo vermeye çalışmak yerine, küçülme dönemine girmemizin bir avantajı da vücudumuz hücre bazında, yani her bir hücresi kendi içinde küçüldüğü için daha sağlıklı incelmemizdir. Küçülerek ideal bedene dönmemizin ardından bedende çok hafif bir sarkma görülür. Mide ameliyatı veya başka radikal bir diyet ile zayıfladığımızda, beden küçülmeden sadece içi boşaltıldığı için bedende anormal sarkmalar oluşur.

MİDENİN NE KADAR GENİŞLEYECEĞİNE BEYNİMİZ, VÜCUDUMUZUN ENERJİ İHTİYACINA GÖRE KARAR VERİR!

Midenin kapasitesi yeni doğan bir bebekte 30 ml iken, 3 ayda 150 ml'ye, 6 ayda 200 ml'ye, ergenlikte 1000 ml'ye ve yetişkinlerde 1500 ml'ye kadar genişleyebilir. Bazı zayıflama kitaplarında çok çabuk acıkmayı veya yedikçe doyma hissinin olmamasını, midenin mevcut kapasitesinin artması, yani midenin büyümesinin bir sonucu olarak açıklarlar. Bu mantığa göre doyma hissinin oluşması için midenin tam dolması ve gerilmesi, böylelikle orada yerleşmiş olan basınç sensörlerinin çalışması ve sonucunda doyma hissinin gelmesi gerekir. Mide genişlediği zaman içerisine giren gıdaların yeterince basınç oluşturamadığını ve doyma hissinin bir türlü gelemediğini söylerler. Bu yüzden de kişi yedikçe yer diye açıklama yaparlar.

Düşününce mantıklı bir açıklama gibi gelebilir. Ama örneğin bebeklere baktığımızda, bu mantığın her zaman çalışmadığını görürüz. Bebek bazen ½ biberon mama ile doyuyor, bazen iki biberon mamayı bitiriyor. Aynı mide bazen 50 cc mama ile doydum diyor, bazen 200 cc, yani dört katı mamayı kabul edebiliyor. Aynı durum kendi başınıza da gelmedi mi? Bazen yarım tabakla tıka basa dolu hissedip, bazen de bütün sofrayı yeseniz doymayacakmışsınız gibi gelmedi mi? Ben size kişisel ve medikal tecrübelerimden problemin çözümünü anlatayım.

Beyin, vücudun günlük enerji ihtiyacını anbean belirler. Beynin enerji hesaplama mantığı ile beslenme alışkanlıklarınız tamamen birbiri ile bağlantılıdır. Beyin, belli bir dönem içinde yediğiniz besinlerin içerdiği kalori değerini baz alır ve midenin içine ne kadar miktar yemek girmesine ihtiyaç duyduğunu belirler.

Midemiz bir kas torbasıdır. Bu torbanın kontrolü beyinde olduğu için, beyin az miktar ile doymanızı istiyorsa bu kas torbasını kasar ve hacmini küçültür. Yani et, baklagil, yumurta gibi yüksek değerli besinleri tükettiyseniz, beyin mideyi kasar ve daha az miktar ile doymanızı sağlar. Bu yüzden, sabah yumurta yediğimde ve öğlen etli yemek yediğimde daha çabuk doyuyorum dersiniz.

Dolayısıyla daha az miktar ile doymuş olursunuz. Beyin daha fazla enerji istiyorsa mideyi biraz gevşetir. Siz de daha fazla yemek yiyerek doyma hissine ulaşırsınız. Doyma hissine ulaşmanız için midenin iç yüzünde basınç sensörleri vardır. Yediğimiz besinler midenin içini doldurarak bu sensörlere basınç yaparlar ve bu basınç ile biz doyduğumuzu hissederiz. Midemiz hacmini azaltıp çoğaltarak, içerisine ne kadar miktarda yiyecek konmasını istediğini belirtir. Çok aşırı enerji ihtiyacı varsa ve genel anlamda yediklerinizin enerji değeri çok düşükse o zaman beyin mideyi tamamen serbest bırakır ve siz tüm sofrayı yiyecek hale gelirsiniz.

Bunu değişik bir örnekle de anlatayım. Bir baba çocuğuna harçlık verirken hep 10 kuruşluklarla verirse çocuk da parayı almak için avuçlarını açar. Baba aniden karar değiştirip 1 liralık ile harçlık verirse çocuğun başta kocaman açılmış avucu tam dolmaz. Ama avucundaki miktarın ne kadar yüksek olduğunu anlayınca, bir dahaki sefere babadan yine tek bir madeni para almak için sadece parmaklarını uzatır. Eğer baba harçlıkları verirken tutarsız davranırsa yani on beş gün 10 kuruşluk, sonra iki gün 1 liralık, sonra yedi gün tekrar 10 kuruşluk verirse, çocuk ne yapsın ve nasıl istesin bilemez. Tıpkı midemizin hiç doymayacakmışçasına açılıp beklediği gibi, hep avuçlarını açarak bekler.

Eğer diyet yapıyorsanız yani az miktarda besin alıyorsanız veya kalori değeri çok düşük, sadece salata veya meyve gibi besinlerle besleniyorsanız, vücudunuzun enerji ihtiyacı da sürekli devam edecektir. Bu nedenle beyin de sürekli mideyi serbest bırakacak ve mümkün olan en fazla miktarı yemesini isteyecektir. Mideyi alabildiğince salata veya haşlama sebze gibi faydalanılabilir değeri çok düşük gıdalar ile doldurursak, mide çok dolu olduğu için basınç sensörleri çalışarak, doyduğumuzu hissedebiliriz ama bu yediklerimiz midemizden bağırsaklarımıza geçtiğinde, içerisinde vücuda gerekli besinler olmadığı için acıkma hissi geri gelecektir.

Vücudunuz her zaman ihtiyaç duyduğu yemek miktarını, sizin beslenme alışkanlığınızdaki ortalama kalori düzeyine göre belirler ve acıkır. Vücudumuzun sadece enerji için değil, aynı zamanda gençleşmek, sıkılaşmak ve ideal bedene dönmek için de gereken besinleri yemeye ihtiyacı vardır. Sizin yapmanız istenen de iştahınız tatmin olana kadar, yani doyana kadar yemek ve yediklerinizde belli bir beslenme alışkanlığına sahip olmanızdır.

İdeal bedeni geri kazanmak demek, küçülmek demektir!

Kitabın ikinci bölümünde anlattığım bir büyüme hikâyesi vardı. Bu hikâyenin başlangıcında, iki hücre DNA'sının birleşmesi ile tek ve benzersiz yeni bir DNA ortaya çıkıyordu. Bu yeni DNA, kendisini oluşturan her iki DNA'nın da özelliklerini taşıyordu. Her hücre çoğaldığında bu DNA o yeni hücreye de naklediliyordu.

Bu DNA'yı aslında bedenimizin fabrika ayarı olarak görebiliriz. En güzeli de bu fabrika ayarının hiç bozulmadan her oluşan hücreye iletilmesi ve daha güzeli de vücudumuzun bu fabrika ayarına kendiliğinden dönme isteğidir.

Düşünsenize, bir kaza geçiriyoruz ve kaza sonucu yüzümüz gözümüz şişmiş, tanınmayacak hale geliyoruz. Veya elimiz kesiliyor, yani vücut bütünlüğü bozuluyor ama zamanla vücut bütün bunları tamir edip bizi ilk halimize geri döndürüyor. Yani vücut her zaman olanak bulabilirse ve vücut yapımız güçlü ise fabrika ayarına dönüyor.

Medikal estetik uygulamalar olan botox ve dolgu uygulamalarının ardından da vücudun kendi fabrika ayarlarına döndüğünü görüyoruz. Vücut belli bir müddet sonra ne yapıp edip orijinal haline dönüyor. Uygulamayı yaptıran kişiler bu durumdan pek memnuniyet duymuyorlar tabii ama asıl önemli olan, vücudun bu tamir mekanizmasının olması ve birçok hatayı da düzeltebilmesi.

Vücudun fabrika ayarına dönmesinin en çarpıcı örneğini, geçmiş yıllarda lazer ile yapılan göz ameliyatlarında gördük. Lazer ışığı ile gözün ön tabakasından bir bölümü incelterek gözün görme kusurlarını düzelttiler. Ama birkaç yıl sonra vücut bu bölümleri tamamlayarak tekrar eski haline getirdi ve kusuru tekrarlamış oldu. Aslında bu, vücudun masumane bir şekilde kendi yapısını tekrar eski haline döndürmesinden başka bir şey değildi. Yani sizin operasyonla yaptığınız değişikliği kabul etmedi ve kendi orijinal yapısına geri döndü. Vücut işte bu DNA yapısındaki yazılım sayesinde neyi, nasıl orijinal haline döndüreceğini çok iyi biliyor.

ÇOK ŞİŞMANLAMIŞ VE VÜCUDU DEFORME OLMUŞ KİŞİLERİN DE BEDENLERİ FABRİKA AYARINA DÖNDÜRÜLEBİLİR.

Kendi bedeninizin de fabrika ayarlarına geri dönebileceğini bilirseniz, bedeninizi geri döndürmek için çaba sarf etmez misiniz? Zaten bu kitabın yazılış amacı da bunu başarabilecek olmanızdır. Biz bu kitapta size sadece yol göstereceğiz. Nasıl eliniz sıcak bir şey ile yandığında oluşan deformasyonun zaman içinde iyileştiğini görüyorsunuz, aynı şekilde, bedeninizin deformasyonu da iyileştirilebilir.

Nasıl vücudumuz kendi orijinal yapısını koruyamayarak genişleyip içini doldurduysa ve biz buna kilo alma veya şişmanlama dediysek, vücudun kendi yapısını düzeltebilmesi için ona gerekli desteği verirsek de tekrar DNA zincirinde yazılı fabrika ayarına, yani ideal bedenine dönecektir.

Evde besleyerek şişmanlattığımız bir kedi bizden kaçarak fit bir şekilde geri dönebiliyorsa, bunun aynısını bizim bedenimizin yapması da mümkündür.

Yaradan'ın bize bağışladığı en büyük ödül, vücudumuzun her hücresinin içinde sakladığı DNA zincirinde bulunan orijinal haline dönüş yazılımıdır. Biz buna fabrika ayarı dedik. Vücudumuz şişmanlarken o dönemki koşullar dahilinde bedenimizde bazı dengelemeler yapmış olabilir ama onun orijinale dönme isteği halen her hücremizde mevcuttur.

Vücudun beslenme ritmini tutturan, obeziteyi yener!

Vücudumuz günlük enerji gereksinimini gün içinde öğünlerde yediği yemekler ile almak zorunda. Bu nedenle açlık hissi yaratarak kişinin yemek yemesini sağlamaya çalışıyor. Bu açlık hissindeki artış veya azalış, günlük enerji ihtiyacının karşılanması ile orantılıdır. Vücut günlük enerji ihtiyacının karşılanıp karşılanmadığını, ancak sindirim işlemi bittikten sonra anlayabilir. Yani sindirim işlemi sonlandığında, aldığı kalori miktarının ve cinsinin yetip yetmediğine karar verebilir. Ne kadar yememiz gerektiğine karar verirken, yani acıkırken, vücut son yediği öğünlerdeki ortalama kalori miktarına göre hareket ediyor. Siz son günlerde çok kalorili ve besleyici gıdalar ile beslenmişseniz, yine aynı tür gıdaları alacağınızı öngörerek mide kapasitenizi ona göre açıyor ve sadece o miktarda gıda ile dolmasını bekliyor. Böylece gereğinden fazla yemenizi ve doğanın dengesini bozmanızı engelleyebiliyor.

Beslenme alışkanlığı tekdüze değil, çok değişken olduğundan, beyin belli bir kalori dengesi tutturmakta zorlanıyor. Siz bir gün Kayserili gibi mantı, bir gün Trakyalı gibi ot, bir gün Egeli gibi zeytinyağlı, ertesi gün Adanalı gibi kebap yerseniz bedeniniz ne yapsın! Hangi beslenme tipine göre acıksın? Halbuki bebekken hep belli bir mama türü ile beslendiğinden vücudunuz dengesini korumakta zorlanmıyordu.

Düşünsenize, doğada bize benzer metabolizma ile çalışan filler, inekler, ceylanlar, kuzular, kaplanlar, daha birlerce değişik canlı var. Bunların hiçbiri aslında bizden zeki değil. Ama beslenme alışkanlıklarına baktığımızda hep benzer kalitede yemek yediklerini görüyoruz. Etoburlar ve otoburların hepsi de çok sağlıklı görünüyor. Hiçbirinde obezite görülmüyor. Sadece insanoğlu, diğer canlıların içgüdüleri ile yenebildiği şişmanlık gibi bir hastalığı, bu kadar zeki olduğu halde yenemiyor. Çünkü insanoğlu her türlü gıdayı, besin olarak tüketmeyi çok seviyor.

Eğer siz başka bir yiyecek bulamadığınız için birdenbire normalde yediğiniz yemek kalitesi ve içerdiği ortalama kalori miktarının dışında bir yiyecek ile öğünü geçiştirirseniz vücut şaşırır. Bu yediğiniz yiyeceğin sindirilmesinden istediği miktarda enerji elde edemez ve sizi tekrar acıktırır. Üstelik bu defa mide kapasitenizi daha fazla açar, daha çok yemek zorunda kalırsınız. Buna benzer olaylar fazlaca tekrarlandığında vücut ne kadar acıkması gerektiğine karar veremez. Dolayısıyla bazen lüzumsuz fazla acıkmış ve fazla yemiş olabilirsiniz.

Aynı olay öğünlerinizi düzenli yerken, nedensiz olarak arada atıştırma yaptığınızda da başınıza gelir. Arada atıştırdığınız yiyecek nedeniyle değil, daha önce yediğiniz ve henüz sindirilmemiş gıdaların sindirimi, ara öğün nedeniyle devam edemez. Vücudunuz da yeterince enerji elde edemediğini düşünür ve sizi yine daha erken acıktırır.

Her iki durumda da acıkma ve doyma ritminiz bozulur ve siz düzgün enerji alamazsınız. Ritim bozulduğunda sisteminiz iyi çalışmaz ve bedeniniz, vücut bütünlüğünüzü koruyacak yeterli malzeme olmadığı için kas, bağ ve kıkırdak dokularında geceleri tamirat yapamaz. Eğer zayıfsanız şişmanlarsınız. Şişmansanız ve küçülmeye çalışıyorsanız da bu işlem durur.

Sistemin iyi çalışması için bu nedenle öğünlerde benzer kalitede yiyecekler ile beslenmek ve bu kaliteyi çok değiştirmemek gerekir. Asla arada geçici olarak sadece onun açlık hissini bastıracak bir şey yenmemelidir. Hatta öğününüz gecikse bile aç durmak, arada atıştırmaktan daha iyidir. Ama asla öğün atlamayı aklınızdan geçirmeyin. Nasıl bir aslan avını kaçırdığında gidip de atıştırmalık meyve veya benzeri bir yemek yemiyor, ısrarla avını kovalıyorsa, biz de aynen böyle yapmalıyız. Yani vakit bulamazsak atıştırmak yerine vakit bulduğumuz an öğünde yememiz gereken yemekleri yemeliyiz. Açlığı yatıştırmak yerine vakit bulunca onu doyurmak çok daha önemlidir. Ama sık sık vakit bulamadım bahanelerine de sığınmayalım, o zaman da yemek ritmimizi bir türlü kuramayız.

Obeziteye karşı başarısız olmamızın bir nedeni de çok ehlikeyif olmamız. İnsan, bir gazete sayfasındaki diyetin veya bir hapın onu zayıflatacağına inanabilir, çünkü inanmak kolayına gelir. Bir diyetisyenin çarşamba günü ne yiyeceğine veya ne kadar yiyeceğine karar vermesine de izin verir, çünkü bu da kolaydır. Evdeki kedi ve köpeklerimizin ne yiyeceklerine onlar adına biz karar verdiğimizde, onları bile obez yapıyoruz. Sonra bizden kaçıp sokakta kendi yemek kararlarını vermeye başlayınca sağlıklı ve fit oluyorlar.

OBEZİTEYİ YENMEK İÇİN VÜCUDUN BİZDEN KOLAY BEKLENTİLERİ VAR!

Şu ana kadar size farklı bilgiler verdim, vücudun şişmanlamasındaki en büyük etkenin, yiyecekler ile onun ihtiyaçlarını karşılayamadığımız zaman kendi yapısını koruyamaması, hastalanması ve genişleyerek yeni bir bedene sahip olması olduğunu anlattım. Bedenin düzeltilmesi için tek ihtiyacı olanın düzenli ve sağlıklı beslenmek olduğunu açıkladım.

İlk bölümlerde öğrendiklerimizi özetleyelim:

1. Vücudumuz her zaman ekmek, makarna, pilav, tatlı, şeker, çikolata yediği için şişmanlamaz. Hatta bu saydığım yiyeceklerden çok mik-

tarda yese bile kilo almayabilir.

2. Ancak vücut kendi yapısını korumak için ihtiyaç duyduğu gıdaları sindiremiyorsa, dolayısıyla çok aşırı tatlı isteği varsa ve ekmeksiz doymuyorsa kilo almaya başlar.
3. Hiç hareket etmiyor ve hareketsiz olduğu için sindirim sistemi çalışamıyorsa, vücut bütünlüğünü sağlayan malzemeleri sindirim sistemi ile içeri sokamadığı için vücudun yapısı sürekli gevşeyecektir. İşte o zaman vücut, yediği şekerli ve unlu gıdaları beyaz yağa çevirecek demektir. Bu da şişmanlamanın ilk adımıdır.
4. Burada öğrendiğimiz en önemli bilgi, şişmanlığın aslında ne olduğu ve ne olmadığıdır. Şişmanlık, yediğimiz fazla gıdalar ile değil, sindiremediğimiz gıdalar nedeniyle, vücut bütünlüğünü sağlam tutamadığı için başlayan bir gevşeme, genişleme ve en son içini doldurarak ağırlaşma sürecidir. Genişleme ile başlayan bu sürecin sonunda yağlanma olur.
5. Vücudumuzun enerji dengemizi kurabilmesi için, tıpkı doğanın dengesini korumak için tutturduğu ritim gibi, enerji ihtiyacını belli bir ritimde karşılamamız gerekli. Biz gündüz yaşayan canlılardan olduğumuz için bu enerjiyi gündüz vermemiz gerekiyor.

İdeal bedene dönme sürecimizde ritmik ve gündüz ağırlıklı beslenmek en önemli ve olmazsa olmaz kurallarımızdan birisi olmalıdır. Ritmik beslenmenin açılımı; sabah iyi bir kahvaltı, öğlen doyurucu bir öğle yemeği, akşam hazmı kolay ve rahat uyumamızı sağlayacak hafif bir akşam yemeği olmalıdır. Ritmik beslenmeye geçerken sabah kahvaltımızı ve öğlen yemeklerimizi özellikle ritim sağlanana kadar benzer saatlerde yapmaya özen göstermeliyiz. Zaten vücutta ritim bir kere sağlandıktan sonra, ritmi çok aşırı bozmadığımız sürece, arada yapacağımız yanlışlar ve öğün atlamaları vücut dengesini çok etkilemeyecektir.

Vücudumuzda başlamasını istediğimiz gece hormon salgılanması, yeniden yapılanmanın başlaması, küçülme ve yenilenme dönemine geçiş, fazlalıklardan kurtulma ve eski bedene dönme işlemi için, öncelikle beslenme düzeninin oturtulması önemlidir.

Sıra, o bebeğe nasıl daha iyi bakabileceğiniz, onun ihtiyaçlarını nasıl karşılayabileceğiniz konusunda tecrübelerimi aktaracağım bölüme geldi. En önemlisi, bebeğinizin, yani bedeninizin kilo problemi varsa hep birlikte onu küçülteceğiz ve bebeğiniz ideal bedenine sağlıklı bir şekilde ulaşacak.

Altıncı Bölüm

ADIM ADIM İDEAL BEDENE KAVUŞMA

10.000 kişi başardı şimdi sıra sizde!

Şimdi fabrika ayarlarına dönme ve ideal bedene kavuşma zamanı. Yaklaşık 10 yıldır 10.000'i aşkın hastama bu geri dönüşü anlattım ve büyük çoğunluğu bunu çoktan başardı. Şimdi sıra sizde...

Şu ana kadar sizlere kendi vücudumuzun işleyişini istemeden de olsa nasıl bozduğumuzu, bedenimize ihtiyacının daha azını verip harcamasını daha da artırarak nasıl işkence çektirdiğimizi ve bu verdiğimiz zarar sonrası onu nasıl zayıf düşürdüğümüzü anlattım. Üstelik 1 kilo daha vermişim diye sevinç çığlıkları attığımızda, aslında yaşam kaynağımız olan bedenimizin en değerli kısmından kaybımız olduğunu, bedenimize iyi baktık zannederken ona ne kadar kötü davrandığımızı örneklerle açıkladım.

Umarım şimdiden bedeninizi daha çok sevmeye başlamışsınızdır. Düşünün, hepimize doğumdan itibaren bir beden emanet ediliyor ve bu tek beden son nefesinize kadar sizin yanı başınızda bekliyor. Ne kadar zengin olursanız olun o bedeni değiştiremezsiniz. O bedenle doğup o bedenle ölüyoruz. Lütfen bedeninize bebeğiniz gibi bakmaya çalışın. Lütfen şimdi gidin ve aynanın karşısında o bebeğe sıkıca sarılın. Onun size emanet edilmiş bir bebek olduğunu unutmayın. Şişman da olsa, saçları dökülmüş, cildi buruşmuş da olsa o sizin bebeğiniz. Aynada tam gözlerinin içine bakın, size gülümsediğini göreceksiniz.

Sizinle ağlayan, sizinle gülen birisini dışarıda aramayın, bebeğiniz sizsiniz. Vücudunuzun deforme olmasının, ağırlığınızın gün geçtikçe artmasının, hayatınızın zindan olmasının tek nedeninin, bugüne kadar yaptığınız diyet veya benzeri bilinçsiz uygulamalar olduğunu asla aklınızdan çıkarmayın.

Ne ekerseniz onu biçtiğinizi unutmayın. Vücudunuzu aç bırakır, yetersiz beslerseniz bedeniniz çöker. Şimdi bedeninizi bebeğiniz gibi görüp onu bebeğiniz gibi değerli besinlerle besleyerek iyileştirme ve sağlığına kavuşturma zamanıdır. Unutmayın, bakarsanız bağ gibi güzel ve alımlı olur, bakmazsanız dağ gibi kilolu ve obez olur.

ŞİMDİYE KADAR HEP İHMAL ETMİŞ OLABİLİRSİNİZ AMA ŞİMDİ ONA SARILIN VE BEDENİM, BENİM BEBEĞİM DİYEREK İYİ BAKMAYA BAŞLAYIN.

Vücudunuzun mevcut durumunu iyi anlayarak yola çıkın.

İdeal bedene ve sağlığa kavuşma kararı verdiğinizde diyabet, tiroit, kalp rahatsızlığı, yüksek tansiyon problemi veya başka bir kronik rahatsızlığınız varsa ve bu rahatsızlığa bağlı bir ilaç kullanıyorsanız veya bir doktor kontrolündeyseniz, aynen devam etmenizi öneriyoruz. Sadece sizden bazı tetkikleri yaptırarak bu beslenme düzenine geçmeden önceki kan değerlerinizi bir aile hekimine göstermenizi öneririz. Öncesi bilinmeden arada yapılan kan tetkikleri ile vücudunuzun iyi yolda mı yoksa kötü yolda mı olduğunu bilemeyiz. Aslında bu yeme düzeni sizin değerinizi dengeye getirecektir. Yapılacak olan bu kan tahlillerinin size önerdiğim yeme düzeni ile alakası yoktur. Bu kan tahlillerini istememizdeki en önemli neden, bazı şehir efsanelerinin sizi rahatsız etmesini engellemektir.

Size önerdiğimiz çiğ fındık, ceviz ve bademin kolesterolünüzü yükseltebileceği söylenebilir. Aslında çiğ fındık, ceviz ve badem kolesterol düşürücüdür. Uygulamanızın başlangıcında kolesterol seviyeniz tespit edilirse, sonradan yaptıracağınız kan tahlilleri ile bu yeme düzeninde kolesterolünüzün yükselmediği gözlenebilir. Böylece içiniz rahat eder. Aynı şekilde, size ekmek yemezseniz B Vitamini eksikliği olabileceği söylenebilir. Başlangıçta yaptırdığınız tahlil sayesinde bunun da yanlış bilgi olduğunu görebilirsiniz.

Kısaca, bu yeme düzeni öncesinde yapılan kan tetkikleri sayesinde, bu yeme düzeni ile vücudunuzun nasıl dengeye geldiğini göreceksiniz. Bu nedenle güvenilir bir laboratuvarda bu tetkikleri yaptırmanızı öneririz.

Ayrıca bu tetkikler ile vücudumuzdaki bir problem de tespit edilip yapılacak ufak bir tedavi ile ideal bedene dönme süreciniz hızlandırılabilir. İlk olarak aşağıda yazdığım ve önerdiğim kan tahlillerini yaptırmanızı ve güvendiğiniz doktorunuza gidip görüşünü almanızı tavsiye ederim. Yaptırmanız gereken kan tahlillerinde hem şu andaki vücut sağlığınız hakkında kaba bir bilgiye sahip olacak hem de vücudunuzun ihtiyacı olan ve takviye edilmesi gereken bazı vitaminler konusunda bilgi sahibi olacaksınız. Öncelikli olarak, sindirimde önemli bir organımız olan karaciğerin durumunu öğrenmek ve ayrıca kan yağlarının, böbrek fonksiyonlarının ölçümlerini almak önemlidir. Başlangıç için de aşağıdaki ölçümlerin yapılması yeterli olacaktır.

Karaciğer fonksiyon testleri
SGOT
SGPT
GGT
AF
LDH

Kan yağları
TOTAL KOLESTEROL
HDL
LDL
VLDL
TRİGLİSERİD

Böbrek fonksiyonları
ÜRİK ASİT
ÜREA
KREATİNİN

Anemi
SERUM DEMİRİ
DEMİR BAĞLAMA KAPASİTESİ
HEMOGRAM

Şeker metabolizması
AÇLIK KAN ŞEKERİ
TOKLUK KAN ŞEKERİ
Hb A1c (hemoglobine bağlı şeker)
İNSÜLİN
HOMA
ÇİNKO

Ayrıca vitaminlerden
D VİTAMİNİ
B12 VİTAMİNİ

Tiroit fonksiyon testleri ilk etapta

T3

T4

TSH

KORTİZOL

Tiroit fonksiyonlarında hissedilen bir problem varsa mutlaka bir endokrinoloji uzmanından yardım almanızı öneririm. Tiroit fonksiyonlarındaki bozukluklarda, tedaviye erken başlamak her durumda yararlı olacaktır.

Kolesterol ve şekerde ilk kez tespit edilen aşırı yüksek olmayan değerler varsa, hemen ilaca başlamak yerine 15 gün önerilerimize çok sıkı uyum sağlanarak ve hareketleri biraz olsun artırarak bir tetkik daha yapılmasını öneririm. Direkt ilaca başlamak yerine aylık tetkikler ile gözlem çok daha iyi netice verir.

İnsülin direnci konusunda 10 yıllık medikal tecrübemde, düzenli beslenmeye geçildiğinde, problemli olan hastaların yarısında kendiliğinden bir düzelme tespit ettim. O nedenle, lütfen önce yemek düzenini oturtalım ve düzenin kurallarına uyalım. Sonra gerek görülürse tekrar tetkik yapılabilir. Benim önerim, ilaca başlamadan önce aylık tetkikler yaparak vücuda yaklaşık 3 aylık bir düzeltebilme süresi vermektir.

Yüksek kolesterole gelince, yağların kolesterol yaptığı gibi yanlış bir inanış vardır. Benim edindiğim tecrübelere göre, özellikle ekmek yerine yenmesini önerdiğimiz çiğ, yani kavrulmamış fındık ve cevizin dışında, ince kabuğunda neyin ince kabuğu bulunan phytokolesterol (bitkisel kolesterol olup stenollerden, betasitostenol ve campestenol ve stigmastenollerdir) maddesi hayvansal kolesterole göre bağırsaktan daha öncelikle emildiği için, yediğimiz hayvansal kolesterolün bağırsaktan emilmesini engelliyor. Phytokolesterol de vücut tarafından kullanılamadığı için atılıyor, böylece uzun dönemde kan kolesterolünün düşmesine neden oluyor. Eğer önceden geçirdiğiniz bir kardiyak sorununuz yoksa ve ilaç kullanmıyorsanız, ilaca başlamadan önce, en azından 2-3 ay kadar önerdiğimiz yeme düzenini kullanın derim.

D vitamininin özellikle bebeklerin büyümesindeki rolü çok önemlidir. Bu nedenle küçülmemiz ve eski bedenimize kavuşmamızda da çok önemli bir yer tutmaktadır. D vitamini kemik ve diş yapımızdan cildimizin yapısına, sindirim sisteminin çalışmasına, hatta uyku problemlerine kadar çok geniş bir alanda etkilidir. Önce bir D vitamini tetkiki yaptırıp eğer eksiklik varsa mutlaka tamamlanması yönünde, ilaç kullanımı ile destek olunmasını öneririm.

Sağlık Bakanlığının yaptığı son araştırmalarda, ülkemizde güneşli gün sayısı çok olmasına rağmen D vitamini eksikliği sıkça görüldüğü belirtilmektedir. Sizi sıkmamak adına burada D vitamini ile ilgili araştırmaları ve sonuçlarını uzun uzun anlatmak istemiyorum. Sadece şunu bilin, D vitamini zayıflamanızda da etkili, eğer eksiklik varsa tamamlanması gereklidir.

B12 vitamininde de eğer eksiklik varsa, tamamlanması, aynı şekilde tedaviniz açısından önemlidir.

Çinko, ülkemizin topraklarında eksik olduğu için, burada yetişen bitkisel ürünlerden ve bu ürünler ile beslenen hayvanlardan elde edilen et, süt, yumurta ve diğer hayvansal kaynaklı gıdalardan yeterince çinko alamayabiliriz. Bu da vücudumuzda çinko eksikliği yapabilir. Çinko vücudun savunma ve tamir mekanizmalarında çok önemli rol oynar, birçok enzimin yapısına girer, aynı zamanda besin seçiminde etkisi olan, tat alma duyumuzun oluşmasında da rolü vardır. Bu nedenle kanda çinko düzeyi bakılarak eksiklik varsa mutlaka tamamlanması gereklidir.

Demir eksikliği varsa vücudumuz normal fonksiyonlarının bir kısmını yerine getiremez ve hastalıklara açık hale gelir. Demir, vücudumuzun en önemli ihtiyaçlarından birisidir ve eksikliği giderilmelidir.

Maalesef birçok hastam, demir eksikliği olduğu halde sadece iştahının açıldığını bahane ederek demir ilaçlarını kullanmak istemiyor. İşte burada yine dünya düz değil, yuvarlaktır mantığını benimsemeliyiz.

İştah artışını, bebeklerde düşünürsek vücut fonksiyonlarının yerine geldiğinin en önemli belirtisi değil mi? Anneler bebeklerinin iştahı arttığında ne kadar çok seviniyorlar bir düşünsenize.

Bir annenin doktoruna gelip, verdiğiniz demir ilaçları benim bebeğimin iştahını açtı, mamasını daha güzel yiyor, uykuları daha düzenli, ne olacak bu bebeğin hali, ben bu ilacı kullanmak istemiyorum dese, siz de duysanız ne düşünürsünüz? Bu anne delirdi mi demez misiniz? Ama aynı bahane ile siz bu demir ilacını kullanmak istemediğinizde çok geçerli bir neden öne sürüyorsunuz "kilo alırım." Yanılıyorsunuz...

İştahınız arttığı için kilo almazsınız, o iştahı yanlış yemeklerle kapatmaya çalışırsanız kilo alırsınız. Vücudun ihtiyacı olan yiyecekleri doyana kadar yerseniz vücudunuz güçlenir ve sıkılaşır, kendi yapısını daha kolay korur.

Dünya yuvarlaktır mantığına göre kilo almak, vücudun yapısını koruyamaması nedeniyle gevşemesi, genişlemesi ve içini beyaz yağ ile doldurması olayı ise vücudu demir takviyesi ile güçlendirmek, iştahını açıp onun ihtiyacı olan yemekleri yemesini ve sindirmesini sağlayarak yapısını sağlamlaştırmak ne zamandan beri kötü oluyor bir düşünün. Lütfen bedeninizi bebeğiniz gibi görün, bebeğiniz için iyi olan her şey mutlaka bedeniniz için de iyidir. Bunu unutmayın...

Bu bölümde yazdıklarım asla kafanızı karıştırmasın. Kan tetkikleri yapılınca hemen aklınıza bana özel bir program mı yaratılacak diye bir soru gelebilir. Size sadece şunu hatırlatayım: Hasta olmanız, mesela diyabet olmanız, tiroit hastalığınızın veya kalp hastalığınızın olması, kolesterolünüzün yüksek olması, tansiyonunuzun yüksekliği gibi tüm rahatsızlıklarınız bazı organlarınızın veya sistemlerin doğru çalışmadığını gösterir. Ama bütün bunlar sizin bir insan olduğunuz ve insanoğlunun bedeninin çalışma prensiplerinin artık sizde işlemediğini veya değiştiğini göstermez.

Beslenmek zorundasınız ve bu besinlerin de bağırsaklarınızdan emilmesi gereklidir. Bu emilen besinler ile hayatınızı devam ettirmek ve bedeninizi sağlıklı tutmak zorundasınız. Sadece ek olarak bazı konularda diğer kişilere göre biraz daha dikkatli davranmanız veya ek olarak bazı ilaçları kullanmanız gerekebilir. Ama hiçbiri sizin, çok özel davranmak zorunda olmanızı gerektirmez.

Kısaca, biri çıkıp bu kan tetkiklerinden sonra size özel bir beslenme programı ve diyet programı hazırlayacağım, buna harfiyen uymanız gerekli dediğinde ona inanmayın. Çünkü o birisi bu beslenme programını sizin için hazırlamaz ise siz çok daha kötü hasta olmazsınız, sadece basit bir iki kurala uymanız, hastalığınızın ilerlemesini engeller. Bu basit bir iki kurala uyup vücudunuzu sağlıklı beslerseniz ve enerji dengenizi kurarsanız, ideal bedene dönmeniz için bile yeterli olacaktır. Zaten bu kuralları, sizi takip eden doktorunuz söyleyecektir. Hatta halihazırda hepiniz bu kuralları biliyorsunuz zaten ama bazen uymadığınız oluyor. Artık daha dikkatli uyacaksınız çünkü başka bir sürü kural ve liste olmayacak.

İYİ BESLENEREK, ÖNCE SAĞLIKLI ÇALIŞAN BİR VÜCUDA KAVUŞACAĞIZ, ARDINDAN DA KÜÇÜLECEĞİZ!

Vücudun orijinal yapıyı tekrar oluşturabilmek için tek beklentisi, gerekli şartların tekrar oluşması ve bu yapıyı yapabilecek malzemeye sahip olmasıdır. Bu beklentiyi yerine getirmek için düzgün çalışır vaziyette olmasını istediğimiz ilk sistemimiz, gereksinmelerimizi ve enerjiyi elde ettiğimiz ve bedenimizi tekrar yapılandırmak için gerekli yapı taşlarını vücut içine taşıyan **'sindirim'** sistemidir.

İkinci adım, orijinal yapının tekrar kurulması ve gerekli malzeme ile vücudun yapılanmasının sağlanmasında koordinatör görevi gören **'endokrin'** sistemimiz, yani hormonlarımızın düzgün çalışmasını sağlamaktır.

Bebeklerin büyümesine baktığımızda, bu iki sistemin çok önemli olduğunu ve her iki sistem de düzgün çalışırsa bebeğin büyüme ve gelişmesinde sorun yaşanmadığını görürüz. Her anne doğal olarak, sindirim sisteminin düzenli çalışma sürecini başarıyla yönetir. Bizim de tek yapmamız gereken, kendi bedenimizi bir bebek olarak görüp onu o özende beslemek. Zaten ne diyoruz, "Bedenim, benim bebeğimdir."

Bebek beslenmesinde annelere hep ne denir, bebeğe eti, sütü, yumurtayı, peyniri, yoğurdu, sebzeyi, bakliyatı, meyveyi yeterli miktarda verirsen o bebek sağlıklı büyür. Biz de kendi bedenimizi bu şekilde beslersek her şey yoluna girer. Bedenimiz nasıl büyüme çağında daha fazla enerjiye ihtiyaç duyuyorsa, küçülüp sıkılaşırken, aynı şekilde enerjili ve besleyici değeri yüksek gıdalara ihtiyaç duyacaktır. Vücudumuzun da bu uzun ve zorlu yeniden yapılanma görevini yerine getirebilmesi için ihtiyacı olan malzemeleri sindirim sistemimiz aracılığıyla alabiliriz.

Sizden de istediğimiz, bedeninizin bir şey yapmasını istiyorsanız, önce siz onu beslemeye çalışın. Nasıl vücudunuz elinizdeki kesiği veya kolunuzdaki yanığı hiç iz kalmayacak şekilde iyileştiriyor ve eski haline getiriyorsa, emin olun sizi de en güzel halinize getirir. Ancak ona yardımcı olursanız, kaliteli beslerseniz, ona bebeğiniz gibi bakarsanız, zorlukları kolaylıkla ve kısa yoldan aşabilir.

Bir çocuğun her gün kafasına vurup bundan adam olmaz derseniz, gerçekten olmaz. Ama yanına oturup derdini dinlerseniz, biraz da derslerine yardımcı olursanız çok başarılı olur. Bedeniniz de aynıdır. Her gün kahvaltı etmez, öğlen iki lokma atıştırıp ben neden akşam acıkıyorum derseniz obez olur ama onu düzgün beslerseniz sağlıklı ve ideal bedende olur.

O zaman kısaca kahvaltıda, öğlen yemeğinde ve akşam yemeğinde neler yapmalıyız gözden geçirelim. Tabii ki bunları gözden geçirirken bazı ufak püf noktalarını da vereceğiz.

Sağlıklı yaşamaya ve küçülmeye karar verdiysek lütfen bu kararı akşamdan uygulamaya koymamız gerekiyor. Eğer son olarak bu akşam da yiyelim, yarın sabah başlayacağım dersek tipik pazartesi sendromunu yaşarız ve bir türlü kendimizi bu yeme düzenine alıştıramayız. Akşam çok yediğimizde veya hani son defa en sevdiğimiz yiyecekleri yediğimizde, sabah kahvaltı edemeyecek kadar kendimizi tok hissederiz ve sabah kahvaltı etsek bile sindirim olamayacağı için öğlen yemeğe kadar acıkmayız. Muhtemelen bu çok hoşumuza gider ve öğlen yememeyi kâr zannederiz ama bu defa akşam dayanamayız ve yine yeriz. Hatta bu defa bir öncekinden de fazla yediğimiz için sanki bu programı hiç yapamayacakmışız gibi hisseder ve vazgeçeriz.

Aslında karar verdiğimiz akşam, hazmı kolay olan çorba veya hafif bir sebze yemeği ile akşamı geçiştirsek, sabah aç olarak uyanır ve çok güzel bir kahvaltı yaparız. Bu kahvaltı, acıktığımız için sabah erken saatte olur ve öğlene kadar tekrar acıkırız. Öğlen bu acıkma ile çok daha iyi bir yemek yiyip bu defa akşam bir öncekinden daha az acıkırız. Böylece bu programı çok daha kolay yapabileceğimize olan inancımız artar. Zaten üçüncü günde her şey çok daha yoluna girmiş olur.

Bu nedenle, lütfen kararınızı akşamdan verin ve beslenme düzenine akşamdan başlayın.

Sindirimi kolaylaştırmak yemek yerken bu sıraya dikkat edin!

1. Sofranızdaki yiyeceklere bakın, sizce besin değeri olarak en güzel olanından başlayın. Dikkat edin, doğada diğer hayvanlar da en değerlisinden başlar. Böylece midemizi lüzumsuz doldurmamış oluruz.
2. Öğlen yemekte sindirimi kolaylaştırmak için çorba içecekseniz, yemeğin sonunda için. Taneli bir gıdayı önce kaba koyup sonra su eklerseniz daha kolay erir.

3. Yemeğe başladığınızda çok susuzluk hissediyor bile olsanız önce yemekten bir iki lokma alın, çiğneyin. Bazen açlık duygusu ile susuzluk duygusu karışabilir.
4. Yemek esnasında su veya içecek ihtiyacınız olursa lokma aralarında içebilirsiniz.
5. Yemekten hemen önce çok su içmeyin, sindirimi bozabilir.
6. Et yerken aralarda salata ve sebze yemeniz, etin daha kolay sindirilmesini sağlar.
7. Yemekte ekmek yemeyin, onun yerine lokma aralarında biraz badem, fındık veya ceviz yiyin.
8. Yemek yerken tam doyun ki erken acıkmayın ve bir sonraki öğünü en az 5-6 saat sonra yemeye gayret edin.
9. Meyveyi yemeğin sonunda ve ara vermeden yiyin. Tam doyduktan sonra meyve yerseniz hem çok yememiş hem de yemekle karıştırdığınız için yemeğin sindirimini rahatlatmış olursunuz
10. Kahvaltı esnasında meyve yiyecekseniz meyveyi sonda değil kahvaltının içerisinde yiyin. Ağız tadınız değiştiği için daha çok ve güzel kahvaltı edebilirsiniz.

Sabah kahvaltısı

Sabah kahvaltısında yapmamız gereken en önemli şey mide kapasitemizi vücudun istediği kadar doldurup, geri kalan işi vücuda bırakmaktır. Mide kapasitemizi nasıl gıdalarla doldurmamız gerektiğini anlayabilmek için ise, öncelikle vücudun hangi gıdaları nasıl kullandığını öğrenmemiz gerekir.

Vücudumuzun en önemli ve öncelikli ihtiyacı enerjidir. Bu enerjiyi vücut, yediğimiz yemekleri şekere çevirerek elde eder. Yani vücudumuzdaki enerji şekerdir. Vücut, kan dolaşımı vasıtası ve pankreastan salgılanan insülin hormonu yardımı ile şekeri enerji ihtiyacı olan hücrelere aktarır. Kan yolu ile şekerin taşınmasını kargo kamyonu ile malzeme taşınmasına, insülin hormonunu da bu kargo paketlerini evimize getiren kargo dağıtım elemanına benzetebiliriz.

Kandaki şeker miktarı düşerse bayılabiliriz, hatta çok fazla düşerse ölebiliriz. Bu nedenle de vücut için yiyeceklerden şeker elde edebilmek çok önemlidir. Tıpkı bir bebek için enerjinin çok önemli olması nedeniyle daha kolay doyabileceği bir mamayı tercih edip anne sütünü geri çevirmesi gibi, vücudumuz da en kolay yoldan şeker elde edebileceği gıdaları tercih eder.

Bebek beslenmesini anlatırken bazı noktalara özellikle dikkatinizi çekmiştim. Eğer anne sütü alan bir bebeğe ek olarak biberon maması vermeye başlarsanız, bebek anne sütünü emmemeye başlar. Bu durumun çok basit bir nedeni vardır. Bebek o kadar ehlikeyiftir ki, bir an önce doymak ve tatmin olmak ihtiyacı vardır. Anne sütünü emerken bebek çok zorlanır ama biberon mamasından emmek ve sindirmek çok kolaydır. Bebek bir defa biberon maması ile beslendi mi hep kolay olan yolu tercih ettiği için sürekli ağlar, bağırır, anne sütünü emmez, biberon mamasını ister.

Aynı anda hem anne sütünü hem de biberon mamasını almayı tercih eden bebekler de vardır. Bu durum, bazen ne yaparsanız yapın şişmanlamayan insanlara da örnektir.

Kilolu olan kişilerin günlük enerji ihtiyacı zayıf insanlara göre daha fazla olduğundan, şekere de daha çok ihtiyaçları olur. Üstelik de kilolu insanlarda sindirim problemleri daha çok olduğu için, sindirimi kolay ve şeker elde etmesi daha basit olan yiyeceklere karşı istek zaman içerisinde artmıştır. Bu nedenle, eğer kahvaltıda ekmek, börek gibi undan yapılmış yiyecekler varsa vücut aynı bebekken biberon mamasını tercih ettiği gibi sadece bu kolay şekere dönüştürülebilen gıdaları isteyecektir. Bu gıdalar tüketildiğinde birden kan şekeri yükselir ve tokluk hissi doğar. Kilolu kişilerin unlu gıdalara düşkünlüğü bu yüzdendir. Kilolu insanların enerji ihtiyaçları fazla olduğu için diğer gıdalardan şeker elde edilmesini beklemeye tahammülleri yoktur. Üstelik de hep kolay şeker elde edilen gıdaları tercih ettikleri için diğer gıdaların sindirimi için gerekli olan sindirim enzimi üretimleri de azalmıştır. Bu yüzden, diğer gıdalardan şeker elde etmeleri zordur. Ekmeksiz veya tatlısız bir yemek onları asla tatmin etmez.

Kan şekerimiz ancak bu tür gıdaları aldığımızda çok hızlı yükselebilir. Bir tost veya bir simit ile geçici olarak doymuş hissetmemizin nedeni de budur. Ama 1-2 saat sonra yine kurt gibi acıkırız. O nedenle, eğer vücudumuzu terbiye etmek ve onun güçlenerek istenmeyen yağlardan kurtulmasını istiyorsak, öncelikle kahvaltı içinde kolay şekere dönebilen gıdaları azaltacağız.

Kolay şekere dönebilen gıdaları, suda eriyen unlu gıdalar olarak düşünebilirsiniz. Bunlar ekmek, börek, simit, açma, tost, mısır gevreği, patates cipsi gibi undan yapılan veya suya koyduğumuzda çok hızlı eriyen gıdalardır. Mesela tane süt mısır çabuk erimezken, mısır gevreği çok daha hızlı eriyip çok daha kolay sindirildiği için kan şekerini çabuk yükseltir ve tokluk hissi yaratarak kahvaltımızda ihtiyacımızdan az yememize neden olabilir.

Kahvaltıda neler yemeliyiz?

Biz en iyisi, kahvaltımızda ilk başta ekmek ve unlu gıda bölümüne sadece bir dilim ekmek kadar kontenjan ayıralım. Hatta sonraları bu kontenjanı yarım dilime kadar indirelim. Azalttığınız ekmek yerine, suda erimeyen karbonhidratlardan kavrulmamış çiğ fındık, ceviz ve bademden dilediğinizi, hatta üçünü birden, istediğiniz kadar yiyebilirsiniz. Korkmanıza gerek yok, aç olduğunuzu biliyorum. Ekmeği yarım dilim kadar yiyin ki yanında diğer kahvaltılıklardan istediğiniz kadar yemek için yeriniz kalsın.

Dilediğiniz kadar zeytin, peynir, yumurta, salatalık, domates, biber çeşitlerinden yiyebilirsiniz, hatta bulabilirseniz, gıda tüzüğüne uygun üretilmiş doğal sucuk yemenizde bir sakınca yoktur. Bu yediğiniz yiyecekleri nasıl pişirdiğinizin de çok büyük bir önemi yok.

Bedeninizi ne yemeli diye düşünerek değil, içgüdüsel olarak besleyin. Size önerdiğimiz gibi sadece peynir, zeytin, yeşillik, yumurta ile değil, adamakıllı bir kahvaltı yapmaya çalışın. İlla her gün aynı şeyleri yemeyin. Bir gün omlet yapın, seviyorsanız bir gün sucuklu yumurta, kullanıyorsanız zeytinyağından kaçınmayın, bazen çok güzel soslu bir omlet pişirin, bazen yumurta haşlayın, arada bol domates, salatalık... Kısaca kahvaltınızı çeşitlendirin ve tekdüzelikten kurtarın. Hayal gücünüzü ve içinizdeki arzuyu kullanın, canınız ne istiyorsa ve ne kadar istiyorsa hepsini yiyin. Ne çok ne de az doyun. Bu arada çerez, yani çiğ fındık, ceviz ve badem yemeyi de unutmayın.

Eğer midenizde bir ülser problemi varsa yağda kızarmış yiyecekleri çok tüketmeyin. Tansiyon probleminiz varsa çok tuzlu peynir tercih etmeyin. Kolesterolünüz çok yüksekse tereyağı ve yumurtanın sarısından biraz uzak durun. Meyve seviyorsanız vücudun vitamin ihtiyacını karşılamak için mevsim meyvelerinden bir avuç kadarını, sabah kahvaltısı içerisinde de yiyebilirsiniz. Ama sakın kahvaltıdan 1-2 saat sonra ara öğün olarak yiyeyim demeyin. Yiyecek ne varsa hepsinin tek bir öğünde yenilip bitirilmesi lazım ki yediklerimizin tamamını da tek seferde ve eksiksiz sindirebilelim.

Kahvaltıda içecek olarak çay, kahve, süt, ayran, %100 meyve suyu, su, kefir, bitki çayı vb tüketebilirsiniz. Ama içeceğinizin içinde şeker olmamasına özen gösterin. Çay gibi içecekleri şekersiz içemiyorsanız tatlandırıcı kullanmayın. Tatlandırıcı kullanmak yerine kullandığınız şeker miktarını yavaş yavaş azaltın. Hiç sıkıntı yaşamadan birkaç hafta sonra tamamen şekersiz içmeye başladığınızı göreceksiniz. Çaya şeker koyma ihtiyacınız tadını şekerli sevmenizden değil, yeterince beslenememenizden. Tıpkı kilolu insanların hamur işine düşkün olması gibi... Siz kaliteli ve yüksek kalorili beslenmeye başlayıp yediklerinizi iyi sindirdiğinizde, çaya da şeker koyma ihtiyacınız kalmayacak.

Tatlandırıcıyı önermememizin nedeni, tatlandırıcının vücudu kandırmasıdır. Tatlandırıcıdan şekerin tadını ve hazzını alırız ama içinde enerji yoktur. Bu nedenle tatlandırıcı yerine sadece içeceğin tadını hafif değiştirecek kadar şeker ilâve etmemizin de bize zararı olmaz. Bu, ağız tadıdır. Ama aynı çayı 2, hatta 3 şekerli içmemiz ve sürekli çay isteği, gizli gizli tatlı isteğidir. Kahvaltımızı çeşitlendirmek için bir dilim ekmekten fazlasını yemeyelim. Sakın ben bir dilim ekmekle tost yaparım, içine de peynir domates koyarım diye düşünmeyin. Buradaki ana prensip, kahvaltı menüsü içindeki ekmek türünün, suda kolay eriyen karbonhidratların oranının 1/5'ten az olmasını sağlamak.

Eğer kahvaltı menünüz içinde suda çabuk eriyen gıdalar çok az ise vücudunuz mecburen diğer yediğiniz gıdalardan enerji elde etmeye çalışacak ve böylelikle vücudunuza şekerin yanında protein, yağ, vitamin ve mineraller de girecektir. Hatta vücudumuz yavaş yavaş bu yediğimiz ekmek harici gıdaların sindirimini kolaylaştırmak için sindirim enzimi de üretmeye başlayacak ve gün geçtikçe ekmeksiz doymama, makarna, pilav olmadan yemek yiyememe probleminiz kaybolacaktır. Hem yedikleriniz ile daha iyi doyduğunuzu hissetmeye başlayacak hem de tatlı türü isteklerden uzaklaşacaksınız. Ayrıca bu mantıkta kahvaltı yaptığınızda, kahvaltı genelindeki kalori değeri yüksek olduğu için harçlık isteyen çocuk örneğindeki gibi mideniz daha az açılacak ve siz de daha az miktarda yiyecekle doymuş olacaksınız.

Daha az yiyecekle doymaya başladığınız noktada, ilk ve en önemli sınavı geçmiş olacaksınız. Çünkü daha az miktarda yiyecekle doymanızın bir anlamı da sindirim sisteminizin daha verimli çalışmasıdır. Sindirim sistemi daha verimli çalıştığı için, yediğiniz gıdaların tamamına yakınını sindirerek daha az gıda ile daha yüksek enerji elde etmiş olacaksınız. Bu da daha sağlıklı bir vücuda sahip oluyorsunuz demektir. Daha sağlıklı bir vücut, orijinal bedenine dönmek isteyecektir.

Hemen dört dörtlük uyum sağlayacağım diye düşünmeyin, vücudunuza biraz zaman tanıyın. Biz insanlar yaşam şartlarına en iyi uyum sağlayan canlı türüyüz. Düşünsenize, hem ekvatorda, hem kutuplarda, hem yüksek dağların tepesinde, hem de deniz seviyesinde yaşayabilen ender canlılardan biri insandır. Başlarda zor gelse bile, yavaş yavaş vücudunuzun bu yeni düzene nasıl alışabildiğini hayretle izleyeceksiniz. Bu nedenle kahvaltının, bu önerdiğim şekilde yapılmasına alışmak da çok kolay olacaktır. Hatta bir süre sonra bu kahvaltı türünün en iyi uygulayıcısı bile olabilirsiniz.

Demek ki vücudun kendisi için gerekli olan tamir malzemesini alabilmesi ve ideal bedenine dönebilmesi için sabah kahvaltısında yumurta, peynir, zeytin salatalık, domates, fındık, ceviz, badem gibi yiyeceklerden doyana kadar yememiz gerekiyormuş. Ama aynı zamanda bu saydığım yiyeceklerin daha iyi sindirilebilmesi için suda eriyen diye tabir ettiğimiz ve çok kolay şekere dönüştürülebilen ekmek, hamur işi, reçel ve baldan da uzak duracakmışız.

KAHVALTIDA YEDİKLERİNİZİ SİNDİRMEDEN ÖĞLEN YEMEĞİ YEMEYİN!

Artık çok iyi biliyoruz ki eğer yediklerimiz sindirilemezse o zaman bize enerji veremezler ve biz doymamış oluruz. Sindirimi kolaylaştırmak için öncelikle kahvaltıda yediklerimizi mutlaka çok iyi çiğnememiz gerekiyor. Çünkü iyi parçalanmış besinler çok daha rahat sindirilir.

İkinci önemli konu ise, sindirime yardımcı olmak için hareket etmektir. Kahvaltıdan yaklaşık 1 saat sonra yapılan düzenli yürüyüş sindirim sisteminin daha iyi çalışmasını sağlar. Çalışanlar için kahvaltılarını evde yapmalarını tavsiye ediyoruz. Eğer kahvaltılarını evde yaparlarsa hem istedikleri kadar güzel bir kahvaltı yapmış olurlar hem kahvaltıları 'telefon çaldı','müşteri geldi' gibi nedenlerle kesintiye uğramaz hem de kahvaltıdan sonra yapacakları iş seyahati yani işe gidiş süresince hareket ederek, yaptıkları kahvaltıyı sindirmeye başlamış olurlar.

Genelde sabah aç karnına yapılan yürüyüşün kilo verdirdiği düşünülür.

Ben bu yürüyüşü kahvaltıdan 1 saat sonra yaparsanız daha rahat sindirirsiniz derim. Çünkü yemek yemeden yapılan bir yürüyüş, vücudumuzda bulunan yedek enerjilerden harcar. Yani birikimimizi harcatır. O birikim ise asla düşündüğünüz gibi göbek veya kalçada bulunan beyaz yağlar değildir.

Sabah aç karnına yaptığınız hareketlerde veya sporda, karaciğer veya kasta bulunan glikojen depolarından harcarsınız. Bu glikojen depoları bizim can havli dediğimiz, hani kadınların bileklerine taktığı, ani para ihtiyacı olunca en az kayıpla sattıkları altın bileziklere benzer. Eğer bir müddet para kazanamazsanız birikimlerinizi kullanırsınız. Eğer birikiminiz yoksa eşinizin bileziklerini harcarsınız. Hiçbir zaman gidip evde hiç kullanmadığınız eski mobilyalarınızı paraya çevirmeye çalışmazsınız, çünkü bunların kolayca satılamayacağını ve çok para etmeyeceğini bilirsiniz. Elinizde paraya çevireceğiniz hiçbir şey kalmazsa, ancak o zaman onları satmaya çalışırsınız. Vücudumuz da enerji yokken, yani açken hareket ettiğinde o kötü yağları kullanamaz.

Böylece sabah yaptığımız kahvaltı enerjiye dönmeye başlar ve bu enerji ile arada acıkmamız engellenir. Yediğimiz tüm yiyecekler sırası ile sindirilir ve ara öğün yemediğimiz için sindirim işlevi kesintiye uğramaz. Öğlen yemeğine kadar sindirim sisteminin düzenini bozacak bir yiyecek maddesinin midemize girmemesi gereklidir. Yani bir fındık tanesi bile yememiz gerekir. Sabah kahvaltı ile öğlen yemek arasında çok abartmamak koşulu ile çay ya da kahve içebiliriz. Bu içeceklerin sayısı da 1 ya da 2 bardağı geçmesin. Eğer çay veya kahveyi şekersiz içemiyorsanız, tatlandırıcı kullanmak yerine, şeker miktarını gittikçe azaltarak için veya çay, kahve içmemeye çalışın.

İlk günler eski alışkanlıklarımız nedeniyle bir şeyler atıştırmak isteyebiliriz. Bu istekle mücadele edelim. Çünkü kahvaltıda yediklerimizin tam olarak sindirilmesini istiyorsak, arada hiç atıştırmamamız gerekir. Susadıkça su içmeye önem verelim.

Bazen de eski alışkanlıklara bağlı olarak su içme isteğimiz fazla olmaz veya çok çay ve kahve içtiğimiz için su içmek istemeyiz. Çay ve kahve içtiğinizde vücut, içtiğiniz miktarın 3 katı kadar su tutar. Bu su yüzünden de susuzluk çekmeyiz ve su isteği azalmış olur. Zaten bu nedenle çay harareti keser derler. Ama çay içmemiz nedeniyle vücudun tuttuğu bu su, ara dokularda kaldığı için vücut tarafından kullanılamaz. Yani vücut kullanamadığı suya boşuna sahip olur. Eğer çay ve kahveyi azaltırsanız, su içme isteğini tekrar kazanırsınız. Vücuttaki su depolanmak yerine kullanıldığında da kötü yağların temizliği gerçekleşir ve böylelikle küçülebiliriz.

Bazı hastalarımız, işi gereği her müşteri ile çay içmek zorunda olduğunu söylüyor. Biz de onlara her müşteri ile çay istemelerini ama çayın yanında bir bardak da su istemelerini öneriyoruz. Çaydan bir yudum alın ve suyun tamamını bitirin. Hiç bir müşteri sizin çayınızı bitirmenizi beklemez. Böylece siz de az çay içmiş olursunuz.

Çayı çok seven hastalarımıza da bedenlerini daha çok sevmelerini öneriyoruz. Çaydan bir yudum alınca zaten isteğinizi köreltebiliyorsunuz. Üzerine de bir bardak su içerek, daha az çay içmeniz mümkün.

KAHVALTI SAATİNİ ÖĞLE YEMEĞİ SAATİNE GÖRE AYARLAYIN, GEÇ KALMAYIN!

Vücudun küçülmek için kullandığı yapı elemanlarından proteinler ve yağlar, sindirimi en güç olan besinlerdir. Bu elemanların sindirim süresi bazen 12 saati bile bulabilir. Vücudumuz bu besinleri, erken uyuduğumuz zamanlarda genellikle gece saat 23.00-02.00 arasında ürettiği hormonlar vasıtası ile kendisini yapılandırmak için kullanır. Demek ki bu besinlerin bu saatlerden önce sindirilmiş ve kullanıma hazır hale gelmiş olması gerekir. Bu nedenle, öğle yemeğimizin en geç saat 14'e kadar yenmiş olması gerekiyor. Öğle yemeği en geç saat 14'e kadar yenmiş olacaksa, bu öğünden en azından 5-6 saat önce de sabah kahvaltımızın yenmiş olması gerekiyor.

Sabah kahvaltısı ve öğle yemeği arasının en azından 5 saat olması, her iki öğünün de tam anlamı ile sindirilmesi için uygun zaman aralığıdır. Bu nedenle, sabah kahvaltımızın da en geç saat 9'a kadar bitmiş olması gerekir. Bu saate uyabilmek için de çalışanlar veya öğrencilerin mutlaka kahvaltılarını evde yapıp ardından yola çıkmaları önerilir. Ayrıntı gibi görünse de bu ufak önerilerimiz sizin bu sisteme daha kolay alışmanızı ve bir an önce küçülmeye başlamanızı sağladığı için uymanız önemlidir.

Sabah kahvaltımızı doyana kadar yedik, arada hiçbir şey yemeden öğlene kadar daha az çay, daha çok su içtik. Şimdi öğle yemeği vakti! Aralarda acıkırsak ne yapacağız diye bir soru aklınıza gelebilir. Benim 150.000 seanslık deneyimime göre her sabah kahvaltıda 1 dilim ekmek ve yanında bol çerez yemişsek acıkmamız mümkün değil ama yine de acıkırsak ucunda ölüm yok ya deyip birkaç tane fındık, ceviz, badem yiyin. Ama bunu gün geçtikçe yapmamaya çalışın veya mükemmel bir öğlen yemeği düşünün ve onun hayali ile bir süre daha dayanın, su için, açlığınızı yatıştırın. Nasıl olsa öğlen yemeğinde kimse sizin elinizi tutmayacak, tam doyana kadar yemenizde bir sakınca yok.

Öğlen yemeği

Öğlen yemeği günün en önemli öğünüdür. Çünkü bu öğünde yediğimiz gıdaların gece vücudun onarılmasında kullanılacak protein, yağ, vitamin ve mineralleri kapsaması gerekir.

Diğer yandan, gün içerisindeki en önemli ihtiyacımız olan şekeri de bu öğünde alırız. Bu vücut öğle yemeğinden sonra sindirimde önceliği, şeker elde edebileceği gıdalara verir ve kan şekeri belirli bir seviyeye yükselince de sindirme işlemini geçici olarak durdurur.

Öncelikle öğle yemeğinde nelerden uzak durmamız gerektiğinden bahsedeyim. Bu gıdaların başında ekmek ve hamur işi gelir, sonrasında da makarna, pilav gibi yine suda kolay eriyen gıdalar, patates gibi nişastalı gıdalar ve tabii ki tatlılar gelir.

Yemeğin içinde az miktarda bulunan un, pirinç, şehriye, yine yemeğin içine eklenmiş olan patatesin önemi yoktur. Yani yemeğin içinde az miktarlara karışmıyoruz ama çok miktarda tüketilmelerini de engellememiz lazım ki diğer yediklerimiz sindirilebilsin. Burada da yediğiniz az miktardaki çabuk sindirilen gıdalar kan şekerinizi kritik seviyenin üzerine taşımayabilir. Ama biraz abartırsanız ve kan şekeri biraz daha yükselirse belki de sindirim sistemi tamamen durdurulup, diğer bekleyen gıdalar içeri giremeyebilecektir.

Yeri geldiği için tekrar hatırlatmak isterim. Gıdaların sindirimi bir stada girecek ve sıra bekleyen insanlar gibidir. Hazmı kolay olanlar en ön sıraya geçmiş, sonra sırası ile diğer gıdalar sıralanmıştır. Eğer en önde bekleyenler çok hızla içeriye girerse giriş tıkanır ve içeriye arkadaki diğer kişilerin girmesi engellenir. Yemeklerin de lokma lokma midemize geldiğini düşünürsek, sonradan gelen ve kolay sindirilen gıdalar en önden sıraya kaynayıp içeri gireceği için en arkada bekleyenlere belki de hiç sıra gelmeyecektir. Ya da çok azı içeri girebilecektir. Bu nedenle öğle yemeğinde uzak durmamız gereken gıdalar, işte bu en ön sırayı tutacak olanlar yani suda daha kolay eriyen gıdalardır.

Fakat öyle yemekler var ki ekmek veya pide ile servis ediliyor. Mesela İskender kebap yiyeceksiniz, altına pide doldurulmuş. Ya da köfte var, yanında salata ve bir kaşık da pirinç veya bulgur pilavı konmuş.

Şimdi bu durumda ne yapacağız; eğer hiç pide olmadan sadece o dönerin etini yersek, bu eti midemiz sindirmekte güçlük çekebilir. Yanına salata isteyip pidesinden de 1-2 parça yersek, o zaman eti daha kolay sindirebiliriz.

Ancak, hem akşama acıkmamak hem de üstüne vücudunuzu küçülmek istiyorsanız, "Kendimi kaybettim bütün pideleri bitirdim." dediğinizde bu sistemin bozulmaya başlayacağını da unutmayın. Çünkü biz size sihirli bir formül vermiyoruz, yemek yiyerek küçülmenin mantığını anlatıyoruz. Belki çok az pide etin sindirimini kolaylaştırır ve onun sindirimini engellemez. Ama pide yemeyi abartırsanız o zaman sadece pideler ve biraz da salata sindirilir. Et ise sindirilemez.

Dolma yemeğinde de aynı risk vardır. Bizim önerimiz, yiyecekseniz bir adet dolma yemeniz. Ama üç dolma ile karnınızı doyurmayın. Yemeğin içindeki dolma miktarı çok az olmalı, yani yerken bir adet dolma ve yanında diğer yemeklerden de yiyin. Dolmanın içinde bulunan, stada girerken kargaşa yaratan ve ön sıradan içeri girmeye çalışan az miktardaki uyanıklar sorun yaratmayabilir. Ama siz daha fazlasına izin verirseniz, sırada bekleyen hiç kimse stada giremeyebilir. Hadi iki dolma yiyeyim dediğinizde, işte o an belki de diğer yedikleriniz sindirilmeyecek ve siz ilerleyen saatlerde çok acıkacaksınız, bunu da unutmayın.

Şimdi yasaklar konusunu iyi anladınız sanırım. Bu yasaklar tamamen küçülmek için gerekli olan gıdaların emilimini engellememeye odaklı yasaklardır.

Öğlen neler yemeliyiz?

Bebeğinizin doğduktan sonra mükemmel çalışan bir bedeni ve hormon sistemi olduğu halde, biraz ele avuca gelir vaziyete gelmesi için ne kadar çok mama yemesi gerektiğini hatırlayın ve sonra düşünün, acaba bu zor görevi öğünlerde sadece salata ve meyve yiyerek başarabilir misiniz? Öğlen yemeğinde aynı çocuklarda yaptığımız gibi etinizi, sebzenizi, salatanızı, bakliyatınızı, yoğurdunuzu istediğiniz kadar yiyip karnınızı tıka basa dolduracaksınız.

Öğlen yemeklerinde et ve sebzeyi beraber tüketmeye çalışın çünkü gece küçülme işleminde hem etten hem de sebzelerden alacaklarınıza ihtiyacınız var. Et ve sebzeyi kum ve çimento gibi düşünün, sadece çimento ile harç yapılmaz, sadece kum ile de olmaz. Ama her ikisi birlikte binanın yapısını sağlamlaştırır.

Öğlen menüsü için özellikle önerimiz, aynı bebeklere mama hazırlarken uyguladığımız gibi 1/4 kadar et 3/4 kadar sebze ve bakliyat, biraz da yağ tüketmeniz. Salatanızda bol zeytinyağı kullanmaya çekinmeyin. Vücudumuzun güzelliği için yağlara ihtiyacı var.

Proteinden zengin diyetlerde (pratikte bu mümkün değildir ama proteinden zengin diyet olabilir ve bu az da olsa karbonhidrat ve yağ içerir) çok az karbonhidrat aldığınız için, vücudunuz kalan karbonhidrat ihtiyacını vücuttaki yağları karbonhidrata çevirerek giderir. Ama karbonhidrata çevrilen bu yağlar, göbek ve basendeki değil, güzelliğimizi sağlayan cilt altı destek yağları, bağ dokusu içindeki yağlar, hatta eklem aralığındaki kıkırdak yapısı içindeki yağlardır. Sadece et yemek sizi zayıflatabilir. Ancak sonra eklemlerimdeki kıkırdaklar bitmiş yürüyemiyorum diye ağlamayın, yüzüm neden çöktü ve buruştu diye de üzülmeyin. Bu tür diyetleri yapmayı kendiniz tercih ettiniz ve vücudun en güzel ve faydalı yağlarını siz harcadınız...

Öğle yemeğinde de kolay sindirilen ekmek, makarna, pilav yerine çiğ, yani kavrulmamış fındık, ceviz ve badem yemenizi öneririz. Hem çerezde bulunan karbonhidrat aracılığıyla günlük enerji ihtiyacını karşılarsınız hem de yavaş sindirildiği için bu çerezler sindirim sıralamasını bozmaz. Üstelik de çerez içerisindeki omega-3 yağları cildinizi güzelleştirir ve sıkılaştırır. Ayrıca kavrulmamış çerezin ince kabuğundaki bitkisel stenol adlı madde yediğiniz gıdaların içindeki fazla kolesterolün emilimini azaltarak yüksek kolesterolünüzü de dengeler.

Fındık, ceviz ve bademi ilk günler hem sabah bir avuç hem öğlen bir avuç olarak yemeye gayret edin. Zaman içinde yediğiniz miktarı, vücudunuz istediği gibi ayarlayacaktır. Çerezi çok yemekten korkmayın çünkü fazlasını bağırsaklar emmez ve vücuttan dışarı atılır. Ama yemeği az, çerezi de fazla yemeyin. Bu durumda yine yetersiz beslenmiş olursunuz. Ne kadar köfte o kadar ekmek diye bir söz vardır. Bunun anlamı, yemek ne kadarsa katık da o kadardır. Katığı, yani çerezi çok, yemeği az yerseniz beslenemezsiniz. Yemek bulamadım, çerezi çok yiyeyim diyemezsiniz. Hani arada 1-2 sefer olabilir ama bedeniniz için yemek de bulmaya gayret edin.

Genelde çalışan ve tabldot yemek yiyen hastalarımız yemeği az yiyip çerezi fazla yiyorlardı. Bazı işyerlerinde tabldot yemekler o kadar kötü ki bir kâse çorba, bir kaşık yemek, yanına da bol börek ve tatlı geliyor. Hastalar da tatlı, börek veya makarnayı yemiyorlar, çorba ve 1 kaşık yemek de yetmediği için bol yoğurt ve çerez yiyorlardı. Başarı grafiği düşük olunca da hemen "benim vücudum böyledir işte" diye söylenmeye başlıyorlardı. Onları sorguladığımızda aslında vücutlarında bir sorun olmadığını, sadece kadercilik yapıp kendileri için yeterince çaba sarf etmediklerini öğrendik.

Onlara evden takviye yemek götürerek bedenlerine yardımcı olmalarını öğütledik. Sonradan kendileri de biraz yardımla, bedenlerinin mucizeleri gerçekleştirmeye başlayabildiğini gördüler.

Öğle yemeğinde çorba içmeyi tercih ediyorsanız çorbayı da yemeğin sonunda içmenizi öneriyoruz. Yemeğin başlangıcında içilen çorba midede yer kaplayıp tokluk hissi verir ve vücudunuzun ihtiyaç duyduğu miktar ve çeşitlilikte bir öğün yiyemezsiniz. Yemek üzerine içilen çorba ise hem sindirimi rahatlatır hem de yemek sonrası sıkıntıyı giderir.

Size örnek vereyim, bir tencereye birkaç kaşık çorba koyun ve sonra üzerine yediğiniz yemeklerden ekleyin ve karıştırın, sonra başka bir tencereye yemek koyun ve onu ezin, üzerine yavaş yavaş çorba dökün ve karıştırın sizce hangisi daha kolay erir? Gördüğünüz gibi, çorbayı sonra koyarsanız, daha rahat sindirirsiniz ve en önemlisi, yerken daha çok yemek yiyebilirsiniz. Unutmayın, her fazla lokma sizi daha çabuk küçültecektir.

Öğle yemeğinde ne kadar çok yerseniz yiyin ama lütfen tercihiniz yemek olsun, "ekmek arası" olmasın. Biraz şartlarınızı zorlayın, kebap veya et yanında bol salata, yanında ev yemekleri, zeytinyağlılar, biraz tavuk ve her türlü yemek yanında çerez yiyin. En sonda da çorba içerek öğle yemeğini bitirin. Eğer arzu ediyorsanız ve olanağınız varsa yanında biraz meyve de yiyebilirsiniz. Ama sakın meyveyi ara öğün olarak yemeyin. Yemeğe oturduğunuzda yemeğinizi, çerezinizi, çorbanızı, meyvenizi, salatanızı, yani yemek olarak ne varsa hepsini yiyip sofradan kalkın.

EĞER VÜCUT SİNDİREBİLİRSE BAŞARIR!

Öğlen yenilenlerin sindirilmesi

Tabii ki bu gıdaları yememiz yetmez, yediklerimizin ayrıca sindirilmesi de gerekli. İlk başlarda sindirim sistemi bu yeni yemek düzenine hemen adapte olamaz ve biraz daha dikkatli davranmamız gerekebilir. Ama zaman ilerledikçe sindirim sistemi güçlenir. Kişi de hareketli olmak zorunda olduğunu bilerek öyle hareket eder ve bu süre biraz geç bile olsa vücut yediklerini daha çabuk sindirdiğinden işlem devam eder. Öğle yemeğinin sindirilmesini kolaylaştırmak için yemek esnasında yapacağımız en büyük yardım, yediğimiz lokmaları yeterince çiğnemektir. Eğer her lokmayı en az 1 dakika kadar çiğneyip ondan sonra yutarsak sindirim sistemimizin işini bir hayli kolaylaştırmış oluruz. Lütfen hızlı yemek yemekten vazgeçin, yeterince çiğneyin, midenizin işini hafifletin. Böyle yaparsanız mideniz daha az asit üreterek sindirimi gerçekleştirecek böylece ileride ülser olma riski azalacaktır.

Öğle yemeği saatinin belirlenmesi

Kahvaltı saatinden bahsederken de değindiğimiz üzere, öğle yemeğinde yediğimiz gıdaların akşam saatlerinde aktif olan hormonlar tarafından kullanılabilmesi için en geç saat 14.00-14.30'a kadar öğünün yenmiş olması gerekir. Tabii bu sadece ideal bir saat önerisidir. Bazen kişinin sindirim sistemi başkalarına göre daha güzel çalışır veya kişi öğleden sonra daha hareketlidir, bu da sindirimin daha çabuk olmasını sağlar. Bu gibi durumlarda mutlaka saat 14.30'a kadar öğle yemeğini yemiş olmalıyız diye bir koşul koyamayız. Tüm dünyada herhangi bir lokantaya gidip sorduğunuzda, en yoğun saatlerinin 12.00-14.00 arası olduğunu söylerler. Bu da gösteriyor ki, insanoğlunun genel anlamda öğle yemeği saatleri 12.00-14.00 arasıdır.

Öğle yemeği saatini belirlemek için kendi acıkma hissimize güvenmek zorundayız. İlk başlarda önerilen saatlere daha dikkatli uyalım ki ilerleyen zamanlarda göreceksiniz, bu saatlerin çok büyük bir önemi kalmayacak. Zaten vücudumuz acıkarak, tok hissederek bize gerekli mesajları iletecektir. Eğer biz hep zamanında kahvaltı etmiş ve öğle yemeğini hiç atlamamışsak, zamanla bu saatleri vücudumuz kendiliğinden belirleyip hep aynı saatlerde acıkacaktır.

Sabah ve öğlen yenilenlerin ardından neler hissedilir?

Bu tedavide ne kadar yediğinizin bir önemi yoktur, önemli olan ne hissettiğinizdir. Yeter ki besleyici değeri yüksek olan yemekleri yiyin ve suda eriyen diye tabir ettiğimiz ekmek, makarna, pilav ve tatlı yerine çiğ fındık, ceviz veya badem yiyin. Sabah kahvaltı yaptıktan sonra tok hissediyorsanız, bir lokma daha bir şey yiyemeyecek gibi hissediyorsanız tam doydunuz demektir. Önemli olan öğlene kadar acıkmamanız. Eğer öğlene kadar acıkmıyorsanız, bir şey atıştırmak istemiyorsanız, yediğiniz yemekler sindiriliyor ve enerjiye dönüyor demektir. Kahvaltıdan sonra şişkinlik de hissetmiyorsanız, sindirim probleminiz de yok demektir.

Eğer kahvaltıdan sonra şişkinlik ve bir rahatsızlık hissi varsa, sanki çok yemiş gibi hissediyorsanız, bunun anlamı, vücudun harekete ihtiyacı var, biraz hareket edin ki mideye destek olsun, ayrıca bazen çok hızlı yediğinizde de böyle hissedebilirsiniz, bu gibi durumlarda önerimiz, daha yavaş ve çok çiğneyerek yemeniz.

Çok çiğnediğiniz ve hareket ettiğiniz halde 2 gün ve daha uzun bir sürede halen şişkinlik hissediyorsanız, o zaman sindirim enzimine ihtiyacınız var demektir. Düzenli ve ritmik olarak belirli saatlerde yemeğe devam edin, vücudunuz bu eksikliği hissedip bir denge oluşturacak ve enzim üreterek sindirimi takviye edecektir. Eğer halen şikâyetiniz devam ediyorsa, sindirim problemi için bir gastroenteroloji (sindirim sistemi doktoru) uzmanı da size yardımcı olacaktır.

Sabah kahvaltı ile öğlen yemek arasında, sıvı olarak ara sıra su da içmelisiniz. İlk 1 hafta içinde normal şartlarda susamanız başlamalıdır. Eğer halen susamıyorsanız, arada çok çay veya başka bir sıvı içecek tüketiyorsunuz demektir. Bizim tavsiyemiz kesinlikle diyet bitki çaylarından uzak durun. Bitki çaylarının da fazlası zarardır. Diyet olmayan bitki çaylarından günde 1-2 tane içebilirsiniz, ama bunu da her gün yapmamaya özen gösterin. İlla 2-3 litre su için demiyoruz, ama su yerine geçen içecekleri azaltırsanız, bedeniniz gayri ihtiyari sizden su isteyecektir. Diğer önerilerdeki gibi mideniz bulanarak su içerseniz bu su vücudun istemediği bir su olacaktır. Vücudun istemediği su da size faydalı olmaz.

Vücudunuzun yavaş yavaş su istemeye başlaması, vücudunuzda bir faaliyet başladı demektir. Korkmayın, içebildiğiniz kadar su için. Su içmek için saate bakmayın veya yemekten önce, sonra, yemek arasında diye ayırım yapmayın. Vücudunuz istiyorsa, her istediğinde için, istemiyorsa zorlamayın. Susadıysanız yemeğin ortasında bile içebilirsiniz ama yemek öncesi çok abartmayın, yemeğe de yer bırakın. Bedeniniz size ne yapmanız gerektiğini hep söyleyecek, onun direktiflerine uymaya çalışın.

Soda içmek isterseniz, bu sodayı yemekten bir saat öncesinde veya bir saat sonrasında için. Soda, bilinenin aksine baz içeriktedir ve midenin asit içeriğini nötrleyerek, yani bozarak sindirimi güçleştirir. Yemeğin hemen öncesi veya hemen sonrası içilmemesi gerekir.

Maalesef kolalı ve gazlı içeceklerden küçülene kadar uzak durmalıyız. Bu içecekler hem şeker ihtiva ettiği için sindirimi bozar hem de içerisindeki maddeler nedeni ile sindirimi bozar. Çay ve kahveyi bile sınırlı sayıda içmekte yarar vardır.

Bedeninizin yeniden yapılanması ve sizin arzu ettiğiniz inceliği, sağlığı, gençliği ve güzelliği verebilmesine yardımcı olmak için bir süreliğine ekmek, makarna, pilav, tatlı ve koladan uzak durmak, yeterli geliyorsa vücudu doyana kadar düzenli ve sağlıklı beslemek bunu kazandıracaksa neden yapmayalım?

Öğle yemeği saatinde, yani kahvaltıdan yaklaşık 5-6 saat sonra yavaş yavaş acıkıyor olmamız gerekir.

Eğer hiç acıkmıyorsak bunun nedenleri vardır:

1. Kahvaltımız çok geç saate kalmıştır, mesela ideal saati 7-8 arasındayken, en geç 9'a kadar yapmamız gerekirken, kahvaltı 10-11'e sarktıysa acıkmamış oluruz. Erken yapılan bir kahvaltı vücudun daha iyi çalışmasını ve acıkmasını sağlar, eğer kahvaltımız 9'dan sonra olursa, 5-6 saat geçse bile vücudumuz çalışmadığı için acıkmayabiliriz. O durumda gece acıkmalarımız başlar, o nedenle kahvaltımızı özel günler haricinde hep 9'dan önce yapmaya gayret edelim. Unutmayalım, vücudumuz güneş ışığına göre de çalışmaktadır. Biz gündüz yaşayan canlılardanız.
2. Sabah erken kahvaltı yaptığımız halde öğlen saat 2'de bile acıkmıyorsak ikinci neden çok hareketsiz olmamız ve midenin halen boşalmaması olabilir. Hep oturarak çalışanlarda, oturma pozisyonunda midenin boşalması engellenebilir. Bu nedenle kendilerine bir neden yaratıp oturdukları koltuktan sık sık ayağa kalkıp 5-6 adım yürümelerini tavsiye ediyoruz.
3. Buna rağmen halen acıkmıyorsanız, mide kapasitesinin üzerinde

kahvaltı yediniz demektir. Bu miktarı biraz azaltın, bazen hastalarımız arada acıkmamak için kahvaltıyı abartabiliyorlar.

4. Tüm yukarıda saydıklarımı doğru yapıyor ve halen acıkmıyorsanız, kahvaltı ve öğle yemekleri ile birlikte sindirim enzimine başlayabilirsiniz.
5. Buna rağmen halen acıkmıyorsanız safra kesenizde bir problem olabilir, bir gastroenteroloğa (sindirim sistemi doktoru) gitmenizi tavsiye ederim. Safra kesesinde taşı olan hastalarımız hem acıkmadılar hem de kilo veremediler. Tedavi edildikten sonra daha hızlı bir dönüş başladı.

Bu sorunu da çözdükten sonra şimdi öğle yemeğinden sonra yapacaklarımıza ve hissedeceklerimize gelelim. Öğle yemeğinde yiyeceğimiz her şeyi aynı anda yiyip bitirmemiz gerekir. Hatta meyveyi bile zaman geçirmeden hemen yemeğin üzerine yiyip sofradan kalkacağız. Artık vücudumuz bu yediklerimizi sırası ile sindirecek ve bağırsaklarımızdan emilimini sağlayacak.

Bazı hastalarımızın sık yaptığı yanlışlardan birisi, fındık, ceviz ve bademi yemek yedikten sonra atıştırmaya başlamaları, genelde bu tür gıdaları çevrelerindeki meraklı bakışlardan hoşlanmadıkları için ayrıca yemeye çalışıyorlar. Bu yanlış, çünkü bu saydığımız çerezler sindirimi zor olan yiyeceklerdir. Eğer tek başlarına yenirlerse sindirilmeyip direk bağırsaklardan dışkı ile birlikte atılabilirler, böylece işe yaramazlar hem de mide muhteviyatının sindirimini bozabilirler. Biz bunu tavsiye etmiyoruz.

Yemekten hemen sonra uzun süreli oturmak da sindirimin durmasına neden olabilir. İdeali, yemekten sonra biraz dolaşmak, bir saat sonra bir yürüyüş imkânı varsa bunu değerlendirmek iyi olacaktır. Böyle bir imkânı yoksa en azından sık sık kalkıp 5-6 adım atmak da yararlı olur. Ama akşama mutlaka uzun yürüyüş veya çok yormayacak spor hareketleri tavsiyemizdir.

Öğlen yemekten sonra saat 16.00-17.00-18.00 civarında çok büyük bir açlık hissi varsa bunun nedeni, öğle yemeğinde yediklerimiz değil, sabah kahvaltının problemli olmasıdır. Acıkma saatine göre yaklaşık 10-12 saat öncesine bakmak gerekir. 16.00-17.00-18.00 civarı acıkmak, sabah 07.00-08.00-09.00 civarında yediğimiz kahvaltının yeterli olmadığını veya iyi sindirilmediğini göstermektedir. Bazen öğle yemeğinden yaklaşık 5-6 saat sonra tekrar bir yeme arzusu oluşabilir ama bu, günlük ihtiyacın sabah ve öğlen tam anlamı ile karşılanamadığını gösterir. Bizim bahsettiğimiz, saat 16.00-17.00-18.00 civarı görülen çok aşırı bir açlık hissidir.

Mesela öğlen yemeği hafif yenir, gecikir veya tam anlamı ile doyulamazsa gece 21.00-22.00-23.00 civarı çok fazla açlık hissedilir. Bu hisler olursa, neden olan öğünlere daha fazla dikkat etmemiz gerekir. Mesela öğle yemeği gecikti ama biz saat 6'da mükellef bir yemek yedik, hatta tıka basa doyduk. Buna rağmen yine de saat 21.00-22.00-23.00 civarında çok açlık hissederiz. Çünkü öğle yemeğini yemedik.

Bunun nedeni, yediğimiz yemeğin enerjisi yediğimiz anda gelmez, bazen yemek içinde kolay sindirilen gıdalar olduğu için, ilk 1-2 saatte enerji hissi olur ama esas yemeğin enerjisi bize 10-12 saat içerisinde gelir. Yemekler önce midede ezilecek, asit ile parçalanacak, bu yaklaşık 2-3 saat demektir. Sonra ince bağırsaklarda önce sindirim enzimleri ile karışacak sonra bağırsak iç yüzeyinde bulunan bakteriler yardımı ile çürüyecek ve sindirilebilir kıvama gelecek. Bu da en azından 6-7 saat demektir. Sonra karaciğerde sentezlenecek, buna da 1-2 saat koysak, 10-12 saat oldu bile. İşte bu nedenle, çok acıktığınız saatin 10-12 saat öncesini incelemek zorundayız.

Güneşin batış saatinin geç olduğu yaz aylarında, saat 18.00-19.00 civarında bir öğün daha almamız uygun olur. Bu öğünde ya sabah yaptığımız kahvaltı gibi veya öğlen yediğimiz yemeğin aynısından yiyebiliriz. Bazen yaz aylarında gündüz yeterli yiyemediğimiz için bu öğünde de etli bir yemek yememizde bir sakınca olmaz. Sadece, eğer etli yemek yediysek, hazmını hızlandırmak için gece daha fazla hareket etmemizde yarar vardır. Normal şartlarda etli yemekleri gündüz tercih etmenizi istiyoruz çünkü etin sindirimi uzun sürdüğünden, gece küçülme işleminde kullanılabilmesi için yeterince süre geçmiş olması gerekiyor. Bu nedenle, gündüz yenilen etli bir yemek, akşama ancak kullanılabilir hale geliyor. Sadece yaz aylarında daha geç yatıldığı ve daha hareketli olduğumuz için biraz geç yenilen etin sindirimi de sağlanmış oluyor.

ÖĞLE YEMEĞİ İLE AKŞAM YEMEĞİ ARASINDA
ACIKMAMAMIZ GEREKİR!

Akşam yemeği

Tüm hastalarımdan en çok akşam yemeği hakkında soru alıyorum. Herkes saat kaçta ve ne tür yiyecekler yememiz uygun olur diye merak ediyor.

Aslında akşam yemeğinde ne kadar yemek lazım, saat kaçta yemeliyiz gibi sorular önemsizdir. Bunu vücudumuzun hissetmesini beklemeliyiz. Yani ne yapacağımıza vücudumuz karar vermelidir. Önemli olan, vücudun doğal ritmini iyi anlamak ve bu ritme uygun hareket etmektir.

Doğada her şey belli bir ritim ile gerçekleşir. Gündüzün ardından gece gelir, ılık ilkbahar ve sıcak yazın ardından yağmurlu sonbahar ve soğuk kış gelir. Tüm canlılar doğanın ritmine uyum sağlayarak hayatta kalırlar. Bu ritim bozulursa doğanın dengesi de sarsılır. Bizim vücudumuzun da bir ritmi vardır. Sabah kahvaltı ederiz, öğlen yemek yeriz, gün içinde hareketliyizdir, akşam tekrar yemek yeriz, gece de dinlenme ve uyku zamanıdır. Tüm bu günlük aktiviteler belli bir ritim içerisinde gerçekleşir. Bazen kışın erken geldiği, bazı yazların normalden çok daha sıcak ve kurak geçmesi gibi, bazen kahvaltılar atlanabiliyor, bazen öğle yemekleri geçiştirilebiliyor. Ama genel anlamda hep ritim devam ediyor. Akşam yemeğimizde "hazmı zor yiyecekleri gece geç vakitte yemek"ten kaçınarak vücut ritminin korunmasını sağlayabiliriz. Ancak bu kurala uyarak vücudun küçülmesi için ihtiyacımız olan iki koşulu sağlayabiliriz.

SİNDİRİME YARDIMCI OLMAK İÇİN TÜM PROTEİN İHTİYACINIZI AKŞAM ALMAYIN!

Geceleri hormon sisteminin aktif çalışması için...

İdeal bedene ulaşabilmek ve bu bedeni korumak için öncelikle vücut ritminin devamlılığı sağlanmalıdır. Ritmin devamlılığı açısından özellikle akşam yemeğinde ne yediğimizin ve vücudun gece gerçekleştirdiği hormon aktivitelerinin ayrı bir anlam ve önemi vardır.

Hazmı zor olan yiyecekleri akşam yemeğinde veya geç saatte tükettiğimizde, bu yiyecekler bütün gece sindirim sistemimizi meşgul eder. Üzerine bir de gece boyu midemiz rahatsız olur ve iyi bir uyku uyuyamayız.

Özellikle çiğ sebze, salata ve meyve çok zor sindirildiği için bu yiyeceklere akşam yemeği menüsünde yer verilmemelidir. Çünkü gece boyunca hazmı zor yiyecekleri sindirmekle meşgul olan vücudun geceleri diriliğini sağlayacak bakıma girmesi mümkün değildir.

Eğer akşam yemeklerinizde sadece salata yerseniz, hele bir de geç saatte yerseniz, reflü şikâyetinizin olması muhtemeldir. Bütün gece sindirim sistemi bu pişmemiş salatayı eriteceğim diye uğraşacağı ve salatayı eritmek için üzerine bir de asit salgısını artıracağı için ileride ülser olma riskiniz bile vardır.

Salatayı sabah kahvaltısında ya da öğlen yemeğinde yemekte yiyorsanız bir sakınca yoktur. Yaz aylarında saat 18.00-19.00'da yaptığınız bir öğünde yiyebilirsiniz. Ama lütfen gece geç saatte yemeyin.

İLLAKİ TATLI YİYECEĞİM DİYORSANIZ, GECE 22.00 SULARINDA, SİNDİRİM TAMAMLANDIKTAN SONRA SÜTLÜ TATLI YA DA SADE DONDURMA YİYEBİLİRSİNİZ!

Akşam yemeğinde neler yemeliyiz?

Sabah kahvaltısı ve öğlen yemeğinizi doyana kadar ve bol enerjili gıdaları seçerek yediniz. Üstelik de ekmek yerine kalorisi daha fazla olan çerezle birlikte yediniz. Özellikle sabah kahvaltısında yedikleriniz, akşam yemeği saati geldiğinde sindirilmiş ve enerji olarak vücudunuza dönüşünü tamamlamış olur. Yani anlayacağınız, gün içerisinde iyi beslendiyseniz akşam ya hiç acıkmamışsınızdır ya da çok az acıkmışsınızdır.

Bu şekilde hissediyorsanız, mümkünse akşam yemek yememeye gayret edin. Bu öneri aç kalın anlamına gelmiyor, akşam yemeğini atlasanız da olur diye düşünebilirsiniz. Çünkü midenizi akşam meşgul etmezseniz, gece daha rahat uyursunuz ve vücudunuz bakımını rahatlıkla yapabilir.

Eğer yemek yemeye ihtiyaç duyuyorsanız çorba içmenizi öneririz. Hazmı kolay olduğu için çorbayı hangi saatte içtiğiniz önemli değildir ama bekleyin ve açlığa dayanamadığınız zaman çorbanızı için. Eğer çorbanız yoksa, yine hazmının kolay olması açısından, etsiz pişirdiğiniz bir sebze yemeği veya bir zeytinyağlı yemek de yiyebilirsiniz ama bu tür bir yemek seçiyorsanız en geç saat 20.00'da akşam yemeği sonlanmalı.

Eğer akşam bu tavsiyelere uyarsanız, gece daha iyi uyursunuz. Akşam mideniz dolu olmadığı ve vücudunuz rahatladığı için hormon üretip küçülme dönemini başlatabilir. Gece geç saatte yemediğiniz için reflü şikâyetiniz varsa bu da azalacak ve hatta kaybolacaktır. Ertesi gün daha aç uyanacak ve daha iyi kahvaltı yapabileceksiniz. Böylelikle, gün geçtikçe geceleri acıkmayan ve gündüz daha iyi beslenen birisi olmaya başlayacaksınız.

Merak etmeyin, vücudumuz bebek gibidir. Akşam yemek verirseniz acıkır ve ister, vermezseniz bir süre sonra istememeye başlar. Gündüz daha çok acıkıp sizi yemeye teşvik ettiği için eğer gündüz doyana kadar yerseniz, vücudun daha fazla besine ihtiyacı kalmayacağından artık akşamları acıkmazsınız. Eğer günün birinde akşamları acıkmaya başlarsanız bilin ki gündüz onu eksik beslediniz, hareketsiz kalıp sindirimine yardımcı olmadınız veya yediğiniz gıdalarda bulunan kalori değeri yeterli gelmedi, böylece ihtiyaçlarını karşılayamadınız.

Bu öğünlere uyduktan sonra neler hissetmelisiniz, vücudunuz nasıl davranmalı?

Güneş battıktan sonra bunları yemeyin!

- Salata gibi pişmemiş yiyecekler
- Meyvelerin hemen hemen hepsi
- Kuruyemişler, badem, ceviz ve fındık dahil
- Kırmızı etli veya tavuklu kebaplar
- Pişmiş bile olsa bol etli yemekler.

Eğer küçülmek, gençleşmek ve sağlığınıza kavuşmak istiyorsanız size önerdiğimiz kurallara uymanız gerekiyor. Ama bu kurallar o kadar katı uygulanması gereken kurallar değildir. Bu tedavide mümkün olduğunca yiyeceklerinizi ritmik ve zamanında yemeye çalışın. Sizi besleyecek olan yiyecekleri seçin, sadece tok hissetmek adına bir şey yemeyin. Siz ritmik davranırsanız, aynı doğanın ritmi sonrası bir denge oluştuğu gibi sizin vücudunuzda da bir denge oluşacaktır. Bu denge oluştuğu anda vücudunuz yediğiniz yiyeceklerde bulunan proteinler, yağlar, vitaminler ve mineraller ile bedeninizi tamir edip eski sağlıklı durumuna getirir.

Arada bir akşam davete gittiğinizde kebap veya meyve yerseniz bir sakıncası olmaz. Mesela bir akşam yemeğine davet edildiğinizde önünüze çok güzel salata ve balık getirdiler. Bu yemeği "doktorum tavsiye etmiyor" diyerek geri çevirmenize gerek yok. Çünkü ritmin devamlılığı, nadiren yeme düzeninizi bozsanız da etkilenmez. Zaten akşamları çok nadir salata ve meyve yediğimizde, hatta üstüne birde pasta yediğimizde tüm sistem bozulsaydı, dünyada sağlıklı ve zayıf insan kalmazdı.

Nadir de olsa yazın ortasında mevsim normallerinin altında bir sıcaklık yaşanabilir. Bu birkaç gün sürebilir. Kışın ortasında da yazı aratmayacak sıcaklıkta bir hafta geçirebiliriz. Bu geçici durumlar nasıl doğanın tüm dengesini altüst etmiyorsa, arada bir yaptığınız yanlışlar da dengenizi altüst etmez. Sadece, unutmayın, doğa, kışın ortasında birkaç gün hava çok ısındı diye dengelemek adına diğer birkaç gün çok soğuk yapmaz. Yazın hava biraz soğuk geçti diye bunu dengelemek adına birkaç gün cehennem sıcağı olmaz. Aynı bunun gibi, siz de günün birinde akşam çok yedim diye ertesi gün aç kalmayın, ertesi gün vücudunuz ne kadar istiyorsa o kadar yiyin ama lütfen bir gün önce yaptığınız kaçamakları tekrarlamayın. Akşam bir yere davetli bile olsanız, nasıl olsa gece yiyeceğim deyip sabah ve öğlen öğünlerini atlamayın.

Size tavsiyemiz, herhangi bir kaçamak yaptığınızda veya bir gece davetine gittiğinizde yaptıklarınızı unutun gitsin. Eğer siz unutursanız vücudunuz da unutur. İkinci kere yaparsanız onu da unutun ama unutmayın, siz çok unutulacak şeyler yaparsanız o zaman sağlıklı ve ince olmayı da unutun.

Akşam salata ve meyve kaçamaklarını alışkanlık haline getirmeniz sakıncalıdır. Dikkat ederseniz size verdiğimiz tavsiyeler ile vücudun ritmini oluşturmaya çalışıyoruz. Sık yapılan kaçamaklar da vücudun ritmini eninde sonunda bozacaktır.

Dikkatinizi çekmek istediğim bir konu var. Küçülmeye karar verdiğinizde, vücudunuz yeni ritmine ayak uydurana kadar düzeninizi çok bozmamanızda yarar olacaktır. Çünkü daha işin başında kaçamaklara başlarsanız vücudunuz ritim tutturmakta zorlanır ve hayalini kurduğunuz küçülme başlayamaz. Bu nedenle, özellikle başlarda belli kurallara çok iyi uymamız gerekiyor.

İdeal bedene dönüş sürecimizin en önemli adımı, vücut ritmini tutturarak gece uykuda hormon sisteminin tekrar çalışmasını sağlamaktır. Gece boyunca hazmı zor yiyecekleri sindirmekle meşgul olan vücudun aynı zamanda hormon üretip sizi küçültmesi ise olanaksızdır. Vücudumuz, ancak hormon sistemimiz gece aktif çalışırsa küçülmeye başlar.

Sabahları acıkmış şekilde uyanmak gerek!

Geceleri hormon sistemimizin aktif çalıştığı döneme girdiğimizin ilk ve en açık işareti, sabahları acıkmış şekilde uyanmaktır. Ancak sabahları aç uyanırsak güzel bir kahvaltı yapabiliriz. Genelde kilo problemi olan kişiler sabah çok tok uyanır ve kahvaltıyı atlarlar. Halbuki kahvaltı, günlük yaşamımız için gerekli enerjinin bir kısmını elde ettiğimiz çok önemli bir öğündür. Ayrıca kahvaltıda tükettiğimiz ve gece bakımında kullanacağımız protein ve yağlar olmazsa küçülmemiz de başlayamaz.

Ertesi gün çok önemli bir projeyi bitirmesini isteyeceğiniz bir personelinizi lüzumsuz olarak akşam nöbete bırakır mısınız? Cevap kesinlikle hayır olacaktır. Sabah kahvaltı yapmak istemememizin nedeni de bir önceki akşamdan sindirim sistemimizi lüzumsuz yere çalıştırmamızdır. O zaman akşam sindirim sistemini hafif besinler yiyerek dinlendirelim ki sabah acıkarak uyanıp mükellef bir kahvaltı yapalım.

Vücudumuzdaki dengeyi oluşturabilmek için mutlaka iyi beslenmemiz gerekir. Fakat demin anlattığım gibi sabah aç uyanmamız ve doyurucu bir kahvaltı yapabilmek için geceden midemizi çok yormamamız gerekiyor.

İlk kontrol altına almamız gereken hazım sistemi olduğundan, hastalarımızın kabızlığını veya ishale benzer bağırsaklarını çok sık boşaltıyor olmalarını düzeltiriz.

Genelde hastalarımıza ilk günden itibaren bağırsaklardaki mayalanma ve daha iyi sindirebilme işlemi için gece yatmadan önce probiyotik toz veya kapsül içmelerini öneriyoruz. Uyumadan önce içtiğiniz ayran, süt veya yoğurdun içine koyabileceğiniz toz probiyotik veya kapsül, yediğiniz yemeklerin bağırsakta yararlı bakteriler ile parçalanmasını sağlar.

Böylece yedikleriniz daha rahat emilir ve daha yüksek enerji alırsınız. Piyasada satılan ve probiyotikli hazır yoğurtların içerisinde raf ömrünü uzatmak adına katkı maddesi konulduğuna inandığım için hazır değil, toz halinde veya kapsül olarak eczanelerde satılan probiyotikleri öneriyorum.

Akşam yediklerinizin de size hiç yararı olmadığı gibi gece hormon sisteminiz de sizi küçültmek için çalışamaz. Sabah yiyemedikleriniz yüzünden de vücut dengeniz bozulur. Bedeniniz genişlemeye başlamadan önce yediğiniz abur cuburlar size kilo aldırmadı. Sadece beden bütünlüğü bozulduktan sonra yedikleriniz sizi şişmanlattı.

Eğer beden bütünlüğünü korursanız, yani arada bir benim dediğim kurallara uyarsanız bu yediğiniz abur cuburlar sizi hiçbir zaman şişmanlatmaz. Aynı bedeninizi korumaya devam edersiniz. Dikkat ederseniz, bu yüksek kilonuzda da abur cubur yiyorsunuz ve kilonuz uzun süredir sabit ama biraz daha düzgün, size yararlı gıdaları yemez ve onları sindirtemezseniz, her an bir on kilo daha alabilirsiniz.

Gece hiçbir şey yemediğiniz halde sabah tok kalkıyorsanız, gece yatmadan önce bir bardak süt, ayran, kefir veya az bir miktar yoğurt yemenizi öneririz. Böylece mide çok uzun süre boş kalmadığı için sabah acıkacak ve daha kolay kahvaltı edebileceksiniz. Sabah uyanınca oda ısısında 1 bardak su içmeniz ve biraz kültürfizik (jimnastik) hareketi yapmanız da acıkmanızı sağlar, hatta böyle çok daha rahat kahvaltı yapabilirsiniz.

Unutmayın, tıpkı bebeklerin büyümek için enerjiye ihtiyaç duydukları gibi, sizin vücudunuz da küçülebilmek için enerjiye ihtiyaç duyar. Ne kadar besleyici değeri yüksek besinlerle beslenirseniz ve bu besinleri ne kadar iyi sindirirseniz sindirim ve endokrin sistemleriniz, sizi küçültmek için o kadar çabuk çalışmaya başlar.

Vücudun/sistemin çalıştığını gösteren işaretler

Sabah kahvaltısını yaptıktan sonra aralarda atıştırmayı istememeye başlamak, öğlene kadar acıkmamak, ekmek veya unlu bir gıdanın az yenmesi ve bu tür gıdalara olan isteklerin azalması, çerez yiyerek tok hissedebilmek, susamak ve su içmek istemek sistemin çalıştığının belirtisidir.

Bunları hissetmek her kişide farklı sürelerde olur. Hemen hissetmeyi beklemeyin ve en önemlisi bu ayrıntılara kafanıza takmayın. Siz sadece kendinizi beslemeye gayret edin ve hayatınızda bir defa olsun bedeninizi düzenli beslediğinizi, ona sizin değil onun istediği kadar yemek verdiğinizi düşünün.

Sabah çok doyurucu bir kahvaltı yaptığımızda, öğlen çok güzel etli bir yemek ve ekmek, makarna, pilav yerine de fındık ceviz ve badem yediğimizde hem kalori değeri olarak yüksek hem de besleyici değeri yüksek gıdalar ile beslenmiş oluruz.

Vücudun eski bedenine kavuşabilmesi için tıpkı bebeğin büyümeye çalışması gibi, önünde zor ve uzun bir yol var. Bu zor ve uzun yolda bedeninizin enerjili ve besleyici değeri yüksek gıdalara ihtiyacı vardır. Onu ne kadar kaliteli beslerseniz, bu zorluklar o kadar kolay aşılır ve uzun yol o kadar kısalır.

Baştan itibaren tekrar özetlersek, normal şartlarda biz erişkin hale gelene kadar büyüme hormonlarımızın etkisi ile iki hücreden başlayıp, DNA zincirimizde yazılı olan program dahilinde, olmamız gereken beden şekline kadar büyüyüp gelişerek büyüme dönemimizi tamamlarız. Bu bedende hayatımıza devam etmemiz için arada bir bu bedenin yapısını koruyucu bakımlardan geçirmek zorundayız. Bedenimiz yapısını koruyabilmek için temel yapı taşı olarak proteinlere, yağlara, vitaminlere, minerallere ve bir kısım eser elementlere ihtiyaç duyar. Eğer biz yiyecekler ile bu ihtiyaç duyduğu malzemeleri alır ve bağırsaklardan sindirerek onları beden içine taşıyabilirsek, gece dinlenme esnasında, ürettiği hormonlar yardımı ile bu malzemeleri kullanarak bedenimiz bakımını tamamlar. Ve biz aynı bedende sağlıklı bir şekilde yaşamaya devam ederiz.

Eğer bu saydığım yiyecekleri yiyemezsek veya onları sindirtemezsek veya vücudun bakımını başlatabilmek için gerekli olan hormonları üretemezsek vücudumuz bu bakımı yapamaz. Zaman içinde vücut yıpranır ve öyle bir an gelir ki, bu yapıyı olması gereken formda tutamaz, gevşer ve işte o an da bedenimiz şişmanlamaya doğru adım atmış olur. Bu ilk anda elbiselerin dar gelmesi ile vücudumuzda oluşan değişikliği fark etmeye başlarız. Henüz ağırlığımız artmamıştır. Şüphesiz ki bu değişiklik nedeni ile kilomuzu ölçeriz ve büyük bir fark görmeyiz.

Bu gevşekliği gidermek için yapının içini doldurmak ve onu desteklemek zorunda kalan vücut, yavaş yavaş yediğimiz yemeklerden gelen fazla şekeri beyaz yağa, yani dolgu maddesine çevirir. Bedenimizin gevşeme sonucu oluşan boşluklarını doldurmaya başlar. Bu doldurma işlemi kadınlarda göbek, kalça ve basende meydana gelir. Erkeklerde ise göbek ve göğüs bölgesinde birikir. İlk gevşemede yaklaşık 4 kilo dolgu maddesine (beyaz yağa) ihtiyaç vardır. Vücudumuzun %60'ı su olduğu için, bu oluşan beyaz yağa karşılık vücutta 6 kilo su tutulması gerekir. Beyaz yağ oluşumu tamamlandıktan sonra kilo alışımız hızlanır, işte bu anda vücudumuz yağa karşılık gelmesi için su tutmaya ve ağırlığımızı daha hızlı artırmaya başlar. Bu döneme halk arasında, su içsem yarıyor denir. Bu söz çok doğrudur, çünkü gerçekten içtiğimiz su bile bize ağırlık artışı olarak yansır ve dönem sonunda ağırlığımız yaklaşık 10 kilo artmış ve bedenimiz 2 beden kadar genişlemiş olur. Vücudumuz bu dönem sonunda farklı bir ağırlıkta dengelenmiş olur ve bu dengeyi ideal kabul edip hep bu dengede kalmaya gayret eder.

Bu devirde yapılabilecek en kötü şey diyet yapmak, besleyici değeri düşük gıdalar ile beslenmek veya lüzumsuz spor yapmaktır. Bu davranışlar zaten malzeme eksiği nedeni ile vücut bütünlüğünü koruyamamış bedene daha büyük tahribat verir. Eğer bu davranışlara daha uzun süre devam edilirse, vücudumuz bu kurduğu dengeye de tutunamaz ve önce diyete bağlı ağırlık kaybeder. Ama beden daha fazla gevşeyerek, bu defa beden formunu koruyabilmek için daha fazla dolgu maddesine ihtiyaç duyar, daha çok şekeri dolgu maddesi olan beyaz yağa çevirir. Verdiği ağırlığın daha fazlasını alarak daha yukarıda bir kiloda kendisine bir denge kurar. Buna da '5 kilo verdim 10 kilo aldım' denir.

Bu kısır döngüyü kırmak için öncelikle vücutta aynı büyüme işleminde olduğu gibi bir ritim tutturmamız gerekir. Öncelikle beslenmede bir ritim oluştururuz. Bu ritimde vücut isteklerini ön planda tutarız, yani ona doyurana kadar yemek veririz. Yediğimiz yemeklerin içeriğinde besleyici değeri ve kalori değeri yüksek olanları seçeriz. Özellikle gündüz ağırlıklı ve ritmik beslenmeye çalışırız. Sabah kahvaltısı ve öğle yemeğine çok önem gösteririz. Yediğimiz yemekler içerisinde hazmı zor olanların daha iyi sindirilebilmesi için suda eriyen diye tabir ettiğimiz, hazmı kolay olan ve çok hızlı şekere dönebilen yiyecekleri keser, yerine, içeriğinde yüksek enerji olan ve hazmı zor olan, aynı zamanda sıkılaşmamız için gerekli olan omega-3 yağlarını içeren fındık, ceviz ve bademi çiğ olarak tüketmeye çalışırız.

Akşam mümkün olduğunca meyve ve salatadan uzak durarak, aynı zamanda hazmı kolay bir çorba veya sebze ile geçiştirerek uykumuzu düzenler, sabah kahvaltının daha güçlü olmasını sağlarız. Hazmı zor olan yiyeceklerin daha iyi sindirilebilmesi için gece probiyotik takviyesi alırız ve ayrıca gün içinde de hazmımıza yardımcı olmak için hareketlerimizi artırırız. Öğün aralarında kesinlikle bir şey yemeden sindirim sisteminin yediklerimizi sonuna kadar en değerli kısımları ile sindirmesini sağlarız.

Eğer;

- Sabah aç uyanıyorsanız ve güzel bir kahvaltı yapıyorsanız,
- Aralarda acıkmamaya başlıyorsanız,
- Su içme isteği artıyor, susamaya başlıyorsanız,
- Tatlı isteğinin azaldığını hissediyorsanız,
- Ekmeksiz, makarna, pilav olmadan doymaya başlıyorsanız,

- Gece acıkmıyor, bir şeyler atıştırma ihtiyacı duymuyorsanız,
- Gece rahat uyuyor ve sabah dinç kalkıyorsanız,
- Hareketlerinizin kolaylaştığını hissediyorsanız her şey yolundadır, korkmayın. Bedenimiz orijinaline dönmeye başladı demektir. Bu uzun süreçte hepinize başarılar dileriz.

Sizden istediğimiz, sabah kahvaltı etmeniz, öğlene kadar bir şey yemeden susadıkça su içmeniz, öğlen çok doyurucu bir öğle yemeği ile ekmek, makarna, pilav yerine çiğ yani kavrulmamış fındık, ceviz veya badem yemeniz, akşamüzeri bir kahvaltı, gece sadece bir çorba veya sebze ile geçiştirmeniz. Aralarda hareket etmeniz, gece biraz yürüyüş yapmanız ve çok geç yatmadan sabah erken uyanmanız.

Sizden bu önerdiklerimizi yaparken iki isteğimiz daha olacak. Küçülme dönemi boyunca kesinlikle kilonuzu tartmayın, yukarıda yazdıklarımı hissetmeye çalışın. Çünkü hissettikleriniz size yol gösterecektir. Eğer tartılmaya başlarsanız, dikkatiniz beslenmek ve iyi hissetmek yerine kilo azalmasına kayacak, siz gayri ihtiyari daha az beslenerek ağırlığınızı azaltmaya çalışacaksınız. Lütfen ağırlığınızı ölçmeyin, sadece hissetmeye çalışın.

İkinci önerimiz de bu kitabı okuyup uyguladığınızı kimseyle paylaşmayın. Paylaşırsanız kesinlikle her paylaştığınız kişi size yardımcı olmak adına önerilerde bulunacaktır. Bu önerilerin çoğu sizi sevdiklerinden, korumaya çalışma önerileridir. Ama bu sizin sisteminizi bozacak, kendinizi onların karşısında çaresiz hissedeceksiniz. Paylaştığınız kişi eğer sizin gibi kilo problemi olan bir arkadaşınız ise daha kötü olarak sizi kıskanacak ve sanki sizi kaybediyormuş hissine kapılıp size karşı cephe bile alabilecektir. Sürekli olarak nasıl gittiğini soracak ve sizi bunaltacaktır. En iyisi kendi başınıza, kimseyi karıştırmadan ve kimseden yardım almadan bunu uygulamanızdır.

YEMEK DEĞİL, SİNDİREMEMEK KİLO ALDIRIR YA DA KİLO VERMEYİ ENGELLER!

İdeal bedene ulaşmanız bazen zaman alabilir!

Nasıl ki her bebek doğumun ardından aynı hızla büyümüyorsa, bu beslenme düzenine başlayan herkes de aynı hızla küçülmez.

Geçmişte çok diyet yapmış kişiler diyabet, tiroit, erken menopoz, polikistik over sendromu gibi metabolik hastalığı olan kişiler, mide bağırsak sendromu olanlar, sindirim sisteminde problemi olanlar veya çocukluğundan beri kilo problemi olanların vücut yapısı biraz daha geç düzelecektir. Bu kişiler vücudun enerji dengesini kurmak için çok daha uzun süre ritmik ve kaliteli beslenmelidir. Ayrıca ilaç takviyesi almaları da gerekebilir.

Çok uzun süredir diyet yapmıyorsanız, her türlü yemeği yiyebiliyorsanız, sindirim ile ilgili bir rahatsızlığınız yoksa, yoğurt ve peyniri severek yiyorsanız, disiplinli iseniz ve hareket kısıtlılığınız yoksa, başarınız çok daha hızlı olacaktır. Yıllar içinde bu süreci hızlandırmak için 'karboksipunktur' adını verdiğimiz bir tedavi programı geliştirdik. İki kulak kepçesinden cilt altına çok az karbondioksit ve oksijen gaz karışımı vererek uyarıda bulunuyoruz. Bu uyarı endokrin sistemi tetikliyor. Çene altı ve el bileklerin iç yüzünden verdiğimiz uyarı da sindirim enzim sistemini ve bağırsakları tetikliyor. Böylece her iki sistem daha uyumlu çalışarak kişinin ideal bedene dönme işlemini hızlandırıyor. Özel bir bilgisayar programı ile her seansta vücut ölçümlerinizi yapıyoruz ve iki ölçüm arasındaki farka göre de vücudu dengelemek üzere karboksipunktur uyguluyoruz. Tekrarlanan her ölçüm ile size, grafik olarak vücudunuzun izlediği yolu gösteriyoruz. Bu grafiklerde aynı zamanda yeteri kadar kaliteli ve kalorili beslenip beslenmediğinizi, ayrıca yasak olan ve beslenme düzeninizi bozabilecek yiyecekleri tüketip tüketmediğinizi de görebiliyoruz. Böylelikle, geçirdiğiniz süreçleri kontrol etmiş ve sizi doğru olarak yönlendirmiş oluyoruz. Vücudun probiyotik, omega-3 veya sindirim enzim takviyesi ihtiyacı varsa bu durumu tespit edip ilgili besin takviyelerini de öneriyoruz.

Bu analizler bize vücudun nasıl çalıştığını gösterdiğinden, kilo ölçmeye gerek kalmadan vücudun doğru şekilde ideal bedenine doğru yol alıp almadığını görebiliyoruz. Yani vücudunuzun bu sisteme göre çalışıp çalışmadığını anlamış oluyoruz.

Tedavi süresince sizden ricamız da kilonuzu ölçmemeniz, kimse ile tedavi hakkında veya tedavi olduğunuz hakkında konuşmamanız. Böylece kimsenin moralinizi bozmasına müsaade etmemiş oluyorsunuz. Sizden tek beklentimiz de kurallara göre düzenli bir şekilde ve doyana kadar beslenmeniz.

Beden aklını harekete geçirmek için bunlara dikkat edin!

1. Kesinlikle kahvaltıyı atlamayın.
2. Kahvaltınızı mutlaka evde yapın. Evde yapılan kahvaltı daha bereketlidir. En önemlisi, işe gidene kadar yaptığınız hareketler onun sindirimine yardımcı olur. İş yerinde kahvaltı gecikebilir, atlanabilir veya kahvaltı sonrası hareket imkânı olmadığı için öğlen saatine acıkmamış olabilirsiniz.
3. Normalin dışında bir vakitte açlık hissettiğinizde 10-12 saat önce ne yaptığınıza bakın (ya öğlen iyi yememişsinizdir ya da aralarda bir şeyler atıştırmışsınızdır.)
4. Çantanızda çerez taşıyın ama sadece öğünlerde yiyin, arada asla yemeyin.
5. Lütfen, öğlen yemeğini atlamayın, en önemli öğün öğlen yemeğidir. Bu saatlerde yediğiniz et, sebze ve yağlar gece hormon üretimi ile birlikte bedeninizin yapılanmasında kullanılacaktır.
6. Öğlen yemeğinde tam doymaya özen gösterin ama lütfen akşam acıkmayayım mantığı ile değil, vücudum ne istiyor ve ne kadar istiyor mantığı ile yiyin.
7. Özellikle gece meyve ve salata yemeyin. Çiğ sebze ve çiğ meyve hazmı en zor olan yiyeceklerdir. Gece uykunuzda sizi rahatsız eder ve kaliteli uyuyamadığınız için gece hormon üretip sizi küçültemez. Sabah yorgun ve tok kalkarsınız.
8. Bir gün tatlı yemekle bir şey olmaz. Yeter ki o tatlıyı yedim diye normal yemeğinizi azaltmayın ve ertesi gün kaliteli beslenin.
9. Kilo verip vermediğinizi kontrol etmek için kesinlikle tartılmayın.
10. İyi yolda olduğunuzu anlamanın en kolay yolu, ne hissettiğinize odaklanmaktır.

En çok yapılan yanlışlar

- Akşam yemeğe davetliyim düşüncesiyle sabah kahvaltısı veya öğle yemeğini atlamak/azaltmak.
  Davetli olduğunuz günlerde sabah ve öğlen çok iyi doyun, akşam gittiğiniz davette tok olduğunuz için yiyemediğiniz yemekleri tabakta bırakın. Unutmayın, tabakta kalan yemekler ağlamaz ama siz küçülemezseniz üzülebilirsiniz.

- Akşam aile ile birlikte yemeğe oturup acıkmadığı halde atıştırmak.
- Saat 18'den sonra yemezsem kilo veririm diye aç olmadığı halde erkenden yemek.
- Gece geç yatacağım, acıkmayayım diye çok yemek.
- Akşam çok geç saatte yatmak.
- Ödem olduğunu düşünerek ödem söktürücü kürler yapmak veya ilaçlar kullanmak.

  Bedenimiz eğer ödem yaptıysa bir bildiği vardır. Bırakın o istediği zaman ödemi atsın. Fakat çok çay ve kahve içiyorsanız azaltın, bol su içmeye gayret edin, çok tuzlu yemeyin.
- Daha çok kilo veririm düşüncesiyle 'çok fazla spor' yaparak 'çok fazla enerji' harcamak.

  Hareketi, sindirim sistemini çalıştırmak için yapmalısınız, spor yapmanın da en iyi zamanı akşam saatidir. Akşam saatlerinde spor yapmak, yediğiniz sabah kahvaltısı ve öğle yemeklerinin sindirimine yardımcı olur, yediklerinizin içinde bulunan, sindirimi en zor olan protein ve yağların sindirimini sağlar. Sporu enerji harcamak için değil, enerji kazanmak için yapmalısınız.
- Daha çok kilo veririm düşüncesiyle sabah kahvaltısı ve öğle yemeğinde daha az yemek.

  Daha az yerseniz hem akşamları acıkırsınız hem de yetersiz beslendiğiniz için bağ dokunuzu tamir edemezsiniz, küçülemez ve kilo kaybedemezsiniz.
- Daha hızlı kilo veririm düşüncesiyle çeşitli gıdalar tüketmek (yeşil kahve çekirdeği, alkali su vb).

  Doğadaki diğer canlılar, doğada bulunan suları tüketerek sağlıklı yaşıyorsa sizin de aynı su ile sağlıklı yaşamanız gerekir. Bu nedenle yeşil çay, yeşil kahve, alkali su gibi sıvılara güvenmeyin, siz doğal olan suyu tercih edin.
- Sabah uyanınca ev halkına kahvaltı hazırlayıp en son kahvaltı yapmak.

  Önce can sonra canan diye bir özdeyiş vardır. O nedenle sabah önce kendi kahvaltınızı yapın. Kahvaltı ne kadar erken yapılırsa, öğlen o kadar iyi acıkırız ve gece acıkmayız. Kahvaltı ve öğle yemekleri arasında en az 6 saat olmasına özen gösterin ama saat tutmayın. İyice acıkmadan yemek yemeyin.
- Kahvaltıdan sonra uyumak.

Kahvaltı yaptıktan sonra uyursak sindirim sistemi çalışmaz ve böylece yediğimiz kahvaltılıklar sindirilmez. Öğle yemeğine kadar acıkmayız, enerjimiz düşer.

- Kahvaltıyı evde yapmak yerine işyerinde yapmak.
  Kahvaltımızı iş yerinde yaparsak iş arkadaşlarımızın tacizine uğrayabiliriz, sonrasında hareketsiz olduğumuz için sindirilmeyebilir ve en önemlisi geç saate kayabilir.
- Öğünlerde kilo alırım düşüncesiyle çerez yememek.
  Çerez yemezsek yeteri kadar kalorili beslenmediğimiz için hem erken acıkırız hem de tatlı ve hamur işi gıda isteğimiz tekrar başlar.
- Öğle yemeğinde ekmek tüketmek.
  Öğle yemeğinde de ekmek yersek, vücudumuz şekeri ekmekten sağladığı için yediğimiz çerezleri ve diğer yemekleri sindirmez, küçülemeyiz.
- Aralarda çayın yanında bir şeyler atıştırmak veya arada çerez yemek.
  Tedavimizin başında, yediğimiz yemeklerin tam olarak sindirilebilmesi için 6-8 saate ihtiyaç vardır. Eğer biz yediklerimiz tam sindirilmeden 1-2 saat sonra yeni bir yiyecek maddesi yersek, sindirim sistemi resetlenir ve sil baştan çalışmaya başlar, böylece yediğimiz yemeklerin içerisinde bulunan, vücudumuzun yapılanması için gerekli olan yağlar ve proteinlerin sindirimi bozulur, gece küçülme işlemimiz gerçekleşmeyebilir. Sindirim sistemimiz zamanla kuvvetleneceği için ileride böyle bir risk olmaz. Başta bu kurala tam uymamız gerekir.
- Tatlı isteği olduğunda hemen tatlı yemek, "Bir lokmadan bir şey olmaz" zannetmek.
  Belki ilk tatlı yediğimizde bir şey olmaz ama her yediğimiz lokma tatlı isteğini körükler.
- Gün içerisinde çok fazla çay, kahve tüketip su içmemek.
  Çay ve kahve su içme isteğimizi azaltır, bu nedenle çok çay kahve içmemeliyiz.
- Akşam acıkınca hafif olsun diye salata ve meyve yemek.
  Akşamları çiğ salata ve meyve yerseniz sindirimi zor olduğu için gece rahat uyuyamazsınız. Hem küçülme işleminiz olmaz hem de sabah yorgun ve tok kalkabilirsiniz.
- Kalorisi az (light) ürünler yemek (light süt, light yoğurt, light meyve suyu vb).

Acıktıysak bunun anlamı, vücudumuz enerji istiyor demektir. Eğer biz içerisinde enerji olmayan diyet ürünleri kullanırsak, vücut enerji alamadığı için tekrar acıkırız.

- Sabahları geç uyanıldığında kahvaltı yapmadan öğle yemeğini beklemek.
- Tedaviyi herkese anlatmak, "ayy çok kilo vermişsin yeter artık" diyenlere inanmak veya "hiç değişmemişsin" diyenler yüzünden motivasyonunu kaybetmek.

  İştah sizin, başka kimseyi, vücudunuzu beslemenize karıştırmayın. Bırakın yorumları ve önerileri kendilerine kalsın. Kimseye söylemeyin ki onların önerilerini dinlemek zorunda kalmayın.
- "Bu kadar yemek yersen kilo veremezsin" diyenleri dinleyip daha az yemek.

  Vücudumuzun isteğinden az yemek gece acıkmamıza, tatlı ve ekmek isteğine yol açar.
- Ramazan ayı dışında arada bir oruç tutmak.

  Tutmanız gereken orucunuz varsa en az 5 gün üst üste tutmalısınız ki vücudun dengesi bozulmasın.
- Kaçamak yaptım, kilo aldım diyerek randevuya gelmemek.

  Randevularınızı aksatmayın, denge için, zararın neresinden dönerseniz kârdır.
- Tartılmak.

  Vücudumuzdaki enerji dengesini kurabilmek için beden aklımızı kullanmamız gerekir. Miktarına ve zamanına beden aklımız karar verirse doğadaki tüm canlılar gibi bedenimizin ihtiyaçlarını sağlar, sağlıklı bedene kavuşuruz. Tartılırsak bu bizim aklımızı ön plana çıkarır ve beden aklını kullanamayız; ne kadar yememiz gerektiğini kilo verip veremediğimize göre ayarladığımız için enerji dengemiz bozulur, küçülmemiz durur. Tartılmayın! Bırakın beden aklınız sizi yönlendirsin, ideal bedene geri dönebilelim.
- Hafta sonları, hem cumartesi hem pazar günü geç kahvaltı ve geç öğle yemeği yemek.

  Haftanın sadece 1 günü geç kahvaltı ve geç öğle yemeği yiyin, hatta bazen onu bile zamanında yapmaya çalışın; enerjiniz çok daha hızlı dengelensin ve siz de küçülün.

Enerjinizi dengelemek için şu 15 kurala uyun, 15 günde 1 beden küçülün!

'Benim 2 kilo fazlam, 5 kilo fazlam var'ı unutun. İşte size 15 günde enerjinizi dengeleyebilecek, bedeninizi şekillendirebilecek ve 1 beden inceltebilecek 15 kural. Bu önerilerde hedef vücudun bağ dokusunu güçlendirmek, kolajen ve elastin liflerin üretimi için vücudu beslemek, gece hormon üretip doku tamirini sağlamaktır. Böylece vücudumuz ideal bedenine doğru küçülür.

Bu 15 kuralı 15 gün uygularsanız kesinlikle en az 1 beden incelirsiniz. Lütfen deneyin, yapılması zor bir şey değil. Şimdiden hepinizi tebrik ediyorum.

1. İLK GÜN AKŞAM: En önemli gün, bugün karar verdiniz. Bu gün öğlen yemeğini iyice yiyin, akşam çiğ salata, meyve ve hazmı zor olan kebap gibi yiyeceklerden uzak durun, pişmiş bir sebze veya çorba için. Saat 18'den sonra bir şey yememeliyim diye düşünmek yerine, acaba ne kadar acıktım diye düşünün. Herhangi bir şey yemeden önce hafif yürüyüşler yapmaya çalışın. En son uyumadan önce bir bardak süt, ayran için veya 1 kâse yoğurt yiyin. Eczacınızdan probiyotik özellikli bir besin takviyesi isteyin ve ondan da 1 tane yutun.
2. SABAH KAHVALTISI EN GEÇ 08.00-08.30'DA OLMALI: Uyanınca önce 1 bardak oda ısısında su için ve acıkmak için hafif bir egzersiz yapın, sakın aç karnına uzun yürüyüşler veya ağır spor yapmayın. Öğlen yemeğini en geç 14.30'da yemek zorunda olduğumuz için bundan yaklaşık 6 saat önce de sabah kahvaltı yapmalıyız.
3. KAHVALTIDA: Ekmek, hamur işi yiyecekleri azaltın, yerine kavrulmamış badem, fındık veya ceviz yiyin. Ekmek yiyecekseniz 1 dilim tam buğday veya tahıllı ekmek tercih edin. Kesinlikle mısır gevreği veya benzer bir şey yemeyin, bu tür yiyecekler sadece tok hissettirir ama beslemez.
4. KAHVALTIDA KEPEKLİ EKMEK SAKIN YEMEYİN: Kepek çocuklarda yasaktır, çünkü büyümek için çok önemli olan demir ve kalsiyumun bağırsaklardan emilimini engeller.
5. KAHVALTIDA NE İÇEBİLİRİZ: Kahvaltıda içecek olarak kahve, çay, taze sıkılmış meyve suyu, bitki çayı, süt, ayran içebilirsiniz.
6. ARADA ÇOK ÇAY KAHVE İÇMEYİN: Kahvaltıda yiyeceğiniz her şeyi yiyip sofradan kalkın. Bundan sonra öğlen yemeğine kadar başka

hiçbir şey yemeyin, su içebilirsiniz, çok fazla çay, kahve de içmeyin. Çok çay ve kahve su içme isteğini azaltır ve vücutta kendilerinin 3 katı kadar su tutulmasına neden olur. Bu nedenle günde 2-3'ten fazla içmeyin.

7. ARA ÖĞÜN: Kesinlikle yapmayın. Yediğiniz bir öğünün sindirimi yaklaşık 4-6 saat sürmektedir. Daha sonra incebağırsaklarımızda emilim için bekler, bu süreçte yediğimiz ve sindirim enzimleri ile karışmış olan besinler incebağırsakta bulunan yararlı bakteriler (probiyotikler) tarafından yaklaşık 5-6 saatte, hatta bazen 10 saati bile geçen sürelerde çürütülmekte ve emilime hazır hale getirilmektedir. Bu yüzden, ilk 6 saatten önce bir başka yiyecek maddesini çiğneyerek yutarsak, sindirim sistemi resetlenerek sil baştan çalışır. Böylece ilk yediğimiz yiyecekler tam olarak sindirilemediği için hem daha erken acıkırız, hem de gece iştahımız bir türlü kapanmaz.
8. ÖĞLE YEMEĞİNDE: Bütün vücudumuzu saran ve bize şekil veren bağ dokumuzu güçlendirmek, kolajen ve elastin fibrilleri üretmek için mutlaka yiyecekler ile proteinleri, esansiyel yağları, vitaminleri ve mineralleri sindirerek vücuda almamız gerekir. Bu nedenle vücudun bu zor sindirilenleri sindirebilmesi için ona kolay sindirilip hemen şekere dönebilen ekmek, makarna ve pilavı vermememiz gerekir. Bu nedenle öğlen mutlaka etli ama yanında sebze de olan bir veya birkaç yemeği yanında ekmek, makarna, pilav olmadan yine çiğ badem fındık veya cevizle yemeliyiz. Bu yemekler etli sebze yemekleri olabildiği gibi köfte, piyaz, salata gibi et ve salatada olabilir.
9. İÇECEKLER: Öğle yemeğinde ayran, yoğurt, taze sıkılmış meyve suları serbest, ama öğün aralarında mümkünse su içiniz. Nadiren çay kahve de olabilir.
10. İÇECEKLERDE ŞEKER KULANIMI: Asitli ve gazlı içeceklerden uzak durmalıyız. Çay ve kahve içerken de şeker kullanmamalıyız. Fakat şekersiz içemiyorsak ve çok az çay kahve tüketiyorsak o zaman tatlandırıcı yerine şeker kullanabiliriz. Fakat bu 15 günlük sürede ilk 2-3 gün müsaade var ve bu 2-3 günde yavaş yavaş şeker miktarını azaltacağız. Önce yarıya indirelim, sonra çeyreğe, bir de bakmışsınız, birkaç gün içinde şeker isteği sonlanmış. Ekmek yerine yediğimiz çiğ badem, fındık, ceviz ve akşam içtiğimiz probiyotik ilaç şeker isteğimizi azaltır.
11. TATLANDIRICI KULLANMAYIN: Vücudun tatlı isteği aslında

enerji isteğidir. Enerji vücudun parasıdır. Bizim yaşamımızı devam ettirmek için nasıl paraya ihtiyacımız varsa, vücudun da enerjiye ihtiyacı vardır. Şeker vücudun parasıdır. Tatlandırıcı da sahte paradır. Vücuda şeker yerine tatlandırıcı verirseniz ona sahte para vermiş olursunuz ve onun şeker ihtiyacını körüklersiniz. Bu nedenle hem yan etkileri hem de şeker yerine vücut tarafından kullanılamadığı için, tatlandırıcı kullanmayın.

12. ÖĞLEN YEMEĞİNİ EN GEÇ 14.00-14:30 ARASI YEMİŞ OLUN: Öğlen yemeğinde yediğiniz etlerin sindirimi için en az 6 saate ihtiyaç vardır. Vücudumuz bağ dokusunu düzeltirken ve bedenini sıkılaştırırken proteinlere, yağlara ihtiyaç duyar. Gece saat 23.00 ile 02.00 saatleri arasında bağ dokusunun yenilenmesi ve bedenin sıkılaşması işlemi yapacağı için yemekleri bu saatlerden en az 10 saat öncesinde yemiş olmanız gerekir. Bu nedenle öğle yemeğinin en geç 14.00-14.30'da yenmesi gerekir. Sindirim sisteminin resetlenmemesi için de yaklaşık 6 saat boyunca bir şey yenmemesi lazım. Eğer bu kurallara uyarsak, gece bağ dokumuz tamir olur ve biz ideal bedenimize doğru dönmeye başlarız.
13. AKŞAM YEMEĞİNDEN ÖNCE MUTLAKA YÜRÜYÜŞ YAPIN VEYA HAREKET EDİN: Vücudumuzun gece bağ dokusunu tamir etmesi için gerekli olan proteinleri ve yağları gündüz yediğimiz kahvaltı ve öğle yemeğindeki yiyeceklerden aldık. Şimdi önemli olan, bu gıdaların sindiriminin sağlanmasıdır. Hastanelerde hastaların koridorda yürümesindeki tek amaç, sindirim sistemlerinin çalışması içindir. Akşam yapacağımız spor veya yürüyüşlerde de bizim için önemli olan sindirim sisteminin tekrar çalışıp gündüz yediğimiz yemeklerin sindiriminin tamamlanmasıdır. Böylece hem gece daha az acıkırız hem de sindirimi en zor olan protein ve yağların daha iyi sindirilmesini sağlarız. Gece yaptığımız spor ve yürüyüşler kalori harcamak için değil, sindirim sisteminin tekrar uyarılması için olmalıdır. Bu nedenle, istenen yaklaşık 20 dakika yavaş tempoda yürüyüş veya bisiklet hareketi olabilir. Bunu eğer imkân varsa aralıklarla 2 defa yapalım.
14. AKŞAM YEMEĞİ: Günün son öğününü illa en geç saat 18.00'de yapmak zorunda değiliz. Burada önemli olan öncelikle gündüz yemeklerin iyice sindirilmesi sonrasında ne kadar acıktıysak o kadar, yani sadece açlığımızı yatıştırmak üzere yenilebilecek hazmı kolay bir yemeği tercih

etmektir. Bu nedenle akşam SALATA, MEYVE, ÇEREZ ve SIRF ET YEMEĞİNİ tercih etmeyin. Bu tür yiyeceklerin sindirimi çok zordur ve midede çok uzun süre kalırlar. Gece tercih edeceğiniz yemekler genelde pişmiş sebze yemekleri veya çorba, ya da yoğurt gibi yiyecekler olmalı, Bunları da sadece açlığınızı giderecek kadar ve iyice acıkınca, saat çok geç olsa da yiyebiliriz. Eğer hiç acıkmadıysak yemeyebiliriz de.

15. AKŞAM YATMADAN ÖNCE 5 DAKİKA ZIPLAYIN: Gece saat 23.00-02.00 arasında hormon üretilip doku tamiri yapılacağı için, eğer yatmadan önce 5 dakika zıplarsak, gece vücudumuzun sallanan bölümlerinde kolajen oluşup bu bölgeleri sıkılaştırır. Biz zıplayarak bir şekilde ona hedef göstermiş oluruz. Vücudumuz gevşeklikten hoşlanmaz, gevşek olan bölgeleri kolajen ve elastin fibril oluşturarak sıkılaştırır. Eğer bunu oluşturacak malzemesi yoksa, içini şekerden beyaz yağ oluşturarak doldurur. Zaten şişmanlamamızın da esas nedeni budur.

İdeal bedeni nasıl koruyacağız?

Hızlı ya da yavaş, kendi hızımızda kendi ideal bedenimize geldik. Bu bedende nasıl kalacağız? İşte en çok sorulan sorulardan birisi de bu. İdeal bedende kalmak çok kolaydır. Vücudumuz ideal bedende ise, zaten hem sindirim sistemi hem endokrin sistem düzenli çalışıyor, biz de ritmik yemeyi öğrenmiş, artık tatlıların ve hamur işi gıdaların esiri olmaktan kurtulmuşuz demektir. Nasıl çocuklar büyüdüklerinde iştahları fazla olmazsa, biz de artık küçülüp ideal bedene geldiğimizden dolayı, eskisi gibi yüksek kalitede enerjiye o kadar ihtiyacımız yoktur.

Kitabımızın başında anlattığımız gibi, biz, aslında eski ve çok tadilat görmüş bir malikâneyi baştan restore edip orijinal haline getiriyoruz. O malikâne ilk yapım aşamasında, orijinal projesine uygun olarak yapıldı. Sonradan biz ona garaj ilave ettik, bahçe ve balkonunu kapattık, oda yaptık, sonra üst kat balkonlarını kapattık, daha sonra dışarıya bir güneşlik ilave ettik. En sonunda bir de baktık ki orijinal bina kocaman olmuş. Tıpkı biz şişmanlarken, bizde olanlar gibi. Her sistem dengesi bozulup vücut genişlediğinde, adeta vücudumuza bir balkon daha eklendi ve biz şişmanladık.

Şimdi ise sistemi geriye yükleyip, binada, yani vücudumuzda restorasyon yapıp eski bedenimize kavuştuk. Bu restorasyon sırasında bol malzeme ve enerji ihtiyacımız oldu ama restorasyon tamamlanınca enerji ve malzeme ihtiyacımız da bitti. İşte anlatmak istediğim de buydu, artık ideal bedene geldiğimiz için bedeni orada tutmaya yarayacak ekstra bir enerjiye ihtiyacımız olmaz. Dolayısıyla orada kalabilmek için yapmamız gereken ek bir şey de yoktur. Tıpkı, binanın restorasyonundan sonra tek yapılması gerekenin günlük temizlik ve aylık bina bakımları olması gibi. Bunların dışında para harcayacağımız veya malzeme ihtiyacımız olan bir işlem yoktur.

Diyetlerden sonra tekrar şişmanlamamızın nedeni, diyette kaybettiğimiz destek dokularımızı geri almak zorunda olmamızdandır. Diyet yaparak kilo kaybedebiliriz ama bu kaybettiğimiz kilolar daima destek dokulardan olmuştur. Biz de bina restorasyonunda binanın sağlam kısımlarını satarak bina restorasyonu yapmaya kalksaydık, restorasyonu daha bitiremeden o kısımları geri almak için paraya, yani enerjiye ihtiyacımız olacaktı. Halbuki dışarıdan para bularak, yani daha iyi beslenerek vücudumuzun restorasyonunu tamamladık. O nedenle artık bir enerjiye ihtiyacımız yok.

Düşünün, sistem geri yüklendi, siz ideal bedende ve ideal kilodasınız, üstelik aç da değilsiniz. Hiçbir yiyeceğin özlemini çekmiyorsunuz. Bu durumda bedeninizi bozacak ne olabilir? Bozacak olan yine siz kendiniz olabilirsiniz. Zaten geçmişte orijinal bedeninizi de bozmuştunuz. Size vücudunuzun ne gibi ihtiyaçları olduğunu bu kitapta anlattık. Ayrıca şişmanlarken neler olduğunu ve onun tekrar eski bedenine dönmesi için nelere ihtiyacı olduğunu da açıkladık. Yapmanız gereken tek şey, vücudunuzun verdiği işaretleri iyi anlayıp ona göre davranmaya devam etmektir.

Biliyorsunuz ki zayıflamada şevkimizi kıran en önemli unsurların başında güven unsuru geliyor. Hasta, uyguladığı tedaviye güvenmek istiyor. "Uğraşıyorum, sonunda çabalarımın meyvesini almam gerekli," diye düşünüyor. Hasta, önünde örnekler olunca tedaviye daha bir hırsla sarılır, kurallara daha fazla uymaya gayret eder. O nedenle anneler çok zayıf doğsa bile bebeklerini pamuklar içinde damlalıkla besleyerek, yavaş da olsa büyütüp onlarla gurur duymaya çalışır. Çünkü bilirler ki, eninde sonunda her bebek gibi kendi bebekleri de adım adım büyüyecek ve sağlıklı bir çocuk olacak. Önlerinde örnek vardır. 'Ayşe Hanım pamuklar içinde büyüttü, parmak kadar çocuk kendi boyunu geçti' diye konuşulur. Bu çabayla her gün, belki de hiç uyumadan o bebeğe bakmaya ve aynı gururu yaşamaya çalışırlar.

Ama zayıflamada örnekler o kadar az ki. "Sen başaramazsın", "ölümü gör şu tatlıyı senin için yaptım, haydi ye, bir şey olmaz" konuşmaları o kadar çoktur ki, her geçen gün hırsınız azalır. Hele bir de başarınızı kilo ile ölçmeye başlarsanız, vücudunuz tam rayına girecekken yeme sistemini bozar ve 'ben bu işi başaramıyorum' dersiniz. Maalesef kilolularin, bebek bakan annelerinkinden çok daha fazla düşmanı vardır. En yakın bildikleriniz bile siz çaba gösterirken azminizi kırmak için ellerinden geleni yaparlar. Hatta komşunuz sadece konuyu açmak için bile, "Komşu sen bu aralar biraz kilo mu aldın?" diyebilir. Aslında kilo aldığınızı fark ettiği falan yoktur, sadece o gün 'çoluk çocuk nasıl' veya 'ne pişirdin bugün' demek yerine, kilonuzdan bahsetmek istemiştir. Biraz inceldiğinizi fark edip, 'bu kadar yiyerek nasıl incelir' diye gizli gizli kıskanmış bile olabilir. Ama bu sözün sizde yaratacağı yıkılmayı hiç düşünemez. Bu, onun için sadece havadan sudan bir konuşmadır.

Tüm bunlardan anlıyoruz ki, obezite, bedenimizi bebeğimiz gibi görerek biraz daha şefkat göstermemiz gereken ve asla başkaları ile paylaşmadan, bedenimizin aklı ile kaliteli beslenerek çözebileceğimiz bir hastalıktır.

Bu kitapta anlattıklarımı son 10 yılda kilo problemi olan yaklaşık 10.000 hastam ile paylaştım. Paylaştığım ve elimden geldiğince bu yeme düzenine uymasını sağlamaya çalıştığım hastalarımın büyük çoğunluğu eninde sonunda bu kilo probleminden kurtuldu. Büyük bir çoğunluğu ne demek istediğimi anladı ve o eski diyetlerin onlara hiçbir şey kazandırmayacağını kabul etti. Başarısız olan hastalarımın bile büyük çoğunluğu zamanı olmadığı için veya başka sebepler ile yaşamlarında bir düzen oluşturamadıkları için başarısız olduklarını, fakat ileride kendilerine zaman ayırdıklarında söylediklerimi yaparak bu problemi çözebileceklerini bana ilettiler.

Çeşitli nedenlerden dolayı başaramamış veya başarısını tamamlayamamış hastalarımın da obezite denen hastalıktan kurtulmasına yardımcı olmaya devam edeceğim.

BU KİTABI OKUDUKTAN SONRA ZAYIFLAMAYA KARAR VERDİĞİNİZDE, KENDİNİZE GÜVENMENİZ ÇOK ÖNEMLİDİR. BEDENİN DE BİR AKLI OLDUĞUNU VE ONUN BİRÇOK YERDE HAKLI OLDUĞUNU BİLİN. KÜÇÜLME YOLCULUĞUNDA KENDİNE VE ÖNERİLERİMİZE GÜVENEN HASTALARIMIZ KALICI BAŞARIYA ULAŞTI.

Yedinci Bölüm

BEDEN AKLINI KULLANARAK GEÇİRDİĞİMİZ 1 GÜN

07.00-07.30: Uyanma vakti

Bu saatlerde güne başlıyoruz. Daha erken kalkıyorsanız sorun yok ama daha geç kalkmanızı tavsiye etmiyoruz. Uyanınca vücudumuzun ilk ihtiyacı olan, oda ısısındaki 1 bardak suyu içelim. Evde yapılan hafif bir egzersiz (güne hazırlanmak, giyinmek, duş vb bile yeterli olabilir) veya alışkanlığınız varsa 20-30 dakikalık kendinizi yormayacak şekilde bir yürüyüş mükemmel bir başlangıçtır.

08.00: Kahvaltı

İş veya okul gereği daha önce de kahvaltı yapılabilir. Lütfen saatlere takılmayın. Fakat daha geç de yapmayın! Kahvaltınızı mutlaka evde yapın. Sakın iş yerine bırakmayın. Kahvaltınızda besleyici olan kahvaltılıkları tercih edin. Bir tost yiyip kahvaltı yaptım diye düşünmeyin.

Kahvaltı en geç 08.30'da bitmiş olsun. Öğlen yemeğine kadar, bu yediklerimizin sindirimi için en az 5-6 saate ihtiyaç var. Bu nedenle kahvaltımızın bitiş saati en geç 08.30 olmalı! Kahvaltı sonrası yapılacak en güzel şey günlük işlerimizi yapmak ve artık sindirim sistemimizi rahatsız edecek, çiğnenip yutulacak bir şey yememektir. Siz kendi işinizle meşgul olun, bırakın sindirim sisteminizde sabah yedikleriniz ile meşgul olsun... Bir şey yiyip onun dikkatini dağıtmayın! Sıvı olan içecekler serbest, fakat çok fazla çay, kahve içmeyin. Çünkü çok fazla çay, kahve içmek vücudumuzun su ihtiyacını maskeler. Su isteği olmaz ise su içmeyiz ve vücudumuzun sindirim ve temizlik fonksiyonları tam çalışamaz.

12.00-14.30: Öğle yemeği

Vücudumuz, gece tamir ve ideal bedene dönme işlemini, sizin sabah kahvaltıda ve öğlen yemekte yediğiniz yiyecekler içindeki proteinler, yağlar ve vitaminler, mineraller ile yapacaktır. Bu saydığım gıdaların sindirimi bazen 10-12 saati bulabilmektedir. Vücudumuzun 23.00-02.00 saatleri arasında 'tamir ve ideal bedene dönme' işlemini yapabilmesi için, bizim bu yiyecekleri en geç saat 14.30'da yemiş olmamız gerekiyor.

Öğlen yemeğinde de her zaman olduğu gibi tok hissetmeyi değil, beslenmeyi düşünmemiz gerekir. Mesela burada büyüme çağındaki bir çocuğu örnek alabiliriz. Anneler, büyüme çağındaki çocukların ne tür yiyecekleri yemesi gerektiğine genellikle içgüdüsel olarak karar verirler... Onlar çocukları için neyi uygun görüyorsa, siz de kendiniz için onu uygun görün.

Ancak ekmek, makarna ve pilavı uygun gören anneleri örnek almayın!

Tabldot tarzı yemekler, tıpkı okul kantinlerinde veya dışarıda satılan tost ve ekmek arası yiyecekler gibi beslenmek için değil, tok hissetmek için yenilen yemeklerdir. Bu tip menülerden makarna, pilav, ekmek ve tatlıyı çıkarırsanız, geriye 1-2 kaşık yemek, 1 kâse çorba kalır! Bu yüzden çantanızda çiğ badem, ceviz veya fındık bulundurun.

Tabldot menülerinde mutlaka 1 çeşit çorba olur. Yanınızda kuru köfte veya tavuk kızartma götürdüyseniz, bu çorbanın içerisine küçük parçalar ile katıp o çorbayı besin değeri yüksek etli bir yemeğe çevirebilirsiniz, üstelik yanınızda götürdüğünüz köfte veya tavuk da ısınmış olur. Ayrıca mutlaka salata da vardır. Bu salataya peynir, zeytinyağı bazen haşlanmış yumurta veya ton balığı, ekleyerek onu da kaliteli bir yemeğe dönüştürebilirsiniz. İmkânınız varsa yanınızda zeytinyağlı bir yemek bile taşıyabilirsiniz. Tabldot yemeğin besin değerini yükseltirsiniz.

Öğlen yemeği bitiminden akşam iyice acıkıncaya kadar da çiğnenip yutulacak ve sindirim sistemini tekrar başlatacak bir şey yemeyin. Sıvı içecekler içebilirsiniz. Böylece öğlen yemeği tam sindirilir.

17.00-19.00 arası acıkabilirsiniz!

Eskiden kahvaltıyı geçiştiriyorduysanız, mutlaka aşırı bir açlık hissedersiniz. Genelde bu acıkmaların nedeni, 10 saat önce yeni yeni yapmaya başladığımız bir davranışa vücudun ayak uyduramamasıdır. Bu durum yaklaşık 1-2 haftada düzelecektir. Düzelinceye kadar siz bu saatleri sütlü bir içecek, ayran veya 1 kâse yoğurt gibi hazım sistemini tetiklemeyecek sıvı bir şeyler ile geçiştirin. Bir çeşit çorba da içebilirsiniz. Ancak acıkmalarınız geçince bu saatlerde bir şey yemenizi önermiyoruz.

18.00-20.00 arası biraz hareket

Bu saatlerde kendinizi fazla yormadan, iki bölüm halinde yapacağınız, yaklaşık 30 dakikalık ritmik bir yürüyüş, bağırsaklardaki peristaltik hareketleri tekrar başlatır. Bu da sabah ve öğlen yediğiniz yemeklerin en değerli kısmı olan protein ve yağların kalan bölümlerinin sindirilmesine de yardımcı olacaktır. Böylece vücudumuz ihtiyaç duyduğu besinleri tam olarak içerisine alabildiği için gece daha az acıkacaktır. Akşam yapacağınız bu hareket ve yürüyüşlerde enerji harcamayı değil, sindirim sistemini daha iyi çalıştırmayı hedefleyin. Bu yürüyüşten sonra eğer 1 bardak ayranın içine 1 şişe maden suyu ilave edip içerseniz, hareket ve terleme ile kaybettiğiniz protein ve minerallerin bir kısmını geri kazanmış olursunuz.

Akşam yemeği

Akşam yemeğini iyice acıkmadan yemeyin. Herkes sofraya oturdu ben de oturayım demeyin, beden aklınızın sizi yönlendirmesine müsaade edin. Saati çok geç bile olsa acıkırsanız yiyeceksiniz... Unutmayın sizi şişmanlatan neden geç saatte yemeniz değil, sabah ve öğlen yeterince besleyici yememeniz veya bedeninize bu yediklerinizi sindirebilecek kadar zaman vermemeniz. Bu nedenle acıkmadan yediğiniz yemek, öğlen yemeğinizin tam sindirilmesini engeller ve siz öğlen yemeğinden 10 saat sonra, gece saat 23.00-24.00 gibi tekrar acıkmış olursunuz. Halbuki gece 21.00-22.00'ye kadar acıkmamış bir vücut sadece 1 kâse çorba içse bile kendisini rahat hisseder. Üstelik gece midesini lüzumsuz doldurmadığı için çok daha kolay ve rahat uyur. Gece hormon üretip küçülür... Akşam herhangi bir yere davetliyseniz veya bir yemek programınız varsa, kesinlikle sabah ve öğlen yemeniz gereken yiyecekleri azaltmayın veya öğünleri atlamayın. Akşam yemeğe davetlisiniz diye vücudunuz gündüz aç kalmak zorunda değil! Üstelik bir davete tok gittiğiniz zaman çok yiyemeyeceğiniz için vücut ritmini de fazla bozmazsınız.

Probiyotik ile bağırsaklarınızı mayalayın

Tüm danışanlarımıza/hastalarımıza, tedaviye başladıkları ilk günlerde, gece yatmadan önce eczaneden aldıkları probiyotik bir toz veya kapsülü içerek bağırsakları için gerekli olan dost bakterileri vücutlarına almalarını öneriyoruz.

Uyku vakti

Gece vücudumuzun kendini tamir etmesini istiyorsak, 23.00-02.00 saatleri arasında en az 1 saat boyunca derin uykuda olmak gerekiyor. Bu yüzden beslenmek ne kadar önemli ise, uyumak ve vücudun kendini tamir etmesi için ona zaman tanımak da o kadar önemlidir. Çok geç saate kadar çalışan veya sürekli gece çalışan kişilerde, beden aklı kendisine uygun başka bir fizyolojik saat kurabilir. Fakat genel olarak gündüz yaşayan ve çalışan kişilerin bu önerilerimize kulak vermesini isteriz.

Yararlanılan Kaynaklar

1. Basciano H, Federico L, Adeli K (2005) **Fructose**. *Nutrition&Metabolism* **2**(5):5.
2. Johnson, RJ (2008) ***The Sugar Fix: The High-Fructose Fallout That is Making You Fat and Sick,*** US: Rodale.
3. Nevbahar Taneli, Baha Taneli, *Sağlıklı Çocuk Beslenmesi* (**çocukta beslenme fizyolojisi** s.15-23), Dokuz Eylül Yayınları, İzmir 1998.
4. Nevbahar Taneli, Baha Taneli, *Sağlıklı Çocuk Beslenmesi* (**beslenmede eser elementlerin yeri** s.133-148), Dokuz Eylül Yayınları, İzmir 1998.
5. Nevbahar Taneli, Baha Taneli, *Bir Çocuk Yetişiyor* (iştah, s.106-7), İzmir Güven Kitabevi, yenilenmiş ikinci baskı İzmir, 2005.
6. Nevbahar Taneli, Baha Taneli, *Bir Çocuk Yetişiyor* (**baharatın beslenmede önemi** s. 252-255), İzmir Güven Kitabevi, yenilenmiş ikinci baskı İzmir 2005.
7. Nevbahar Taneli, Baha Taneli, *Bir Çocuk Yetişiyor* (**çocuklarda acıkma zamanı** s. 299-304), İzmir Güven Kitabevi, yenilenmiş ikinci baskı İzmir 2005.
8. Nevbahar Taneli, Baha Taneli, *Bir Çocuk Yetişiyor* (**vitamin kaynaklarının değerlendirilmesi** s. 372-375), İzmir Güven Kitabevi, yenilenmiş ikinci baskı İzmir 2005.
9. Dorothy E.M. Francis, Barbara E. Clayton. *Diets for Sick Children* (**Physiology of the Small intestine** s.1-3). Fourth Edition 1987, Blackwell Scientific Publications. London.
10. Dorothy E.M. Francis, Barbara E. Clayton. *Diets for Sick Children* (**Dietary Fibre** s. 52-62). Fourth Edition 1987, Blackwell Scientific Publications. London.
11. Occhipinti M. **Prostaglandins and Gasroentestinal Function.** Advances in Pediatrics. Volume 25. L.A. Barness (Ed), *Year Book Med.* Publ.1978.
12. Aggett PJ. (1985) **Physiology and Metabolism of Essential Trace Elements**. *Clinics in Endocrinology and Metabolism*, 14 (3):513-543.
13. Leonard R, Johnson PHD. ***Physiology of the Gastrointestinal Tract***, 6th Edition 2001. The Mosby Physiology Monograph Series.
14. Barrett Kim E. ***Gastrointestinal Physiology*** (s. 295), second Edition, Lange Medical Books.
15. Johnson LR, Barret KE, Gishan FK, Merchant JL, Said HM, Wood JD. ***Physiology of the Gastrointestinal Tract,*** 4th ed. 2006, Elsevier B.V. Inc.
16. Oliver Chen C-Y, Blumberg JB, Mayer J. **Phytochemical composition of nuts,** *Asia Pac J Clin Nutr*, 2008;17 (S1):329-332.
17. Oslund, R.E.(2007), Phytosterols, cholesterol absorption and healthy diets. *Lipids*, 42(1):41-45.